Elogios para *Los primeros 30 días*

"Ariane tiene un modo muy práctico y sensato de ayudar a que la gente vea el lado positivo del cambio (¡no da miedo!), y su libro está lleno de información que te inspirará y te informará a la vez. Hay que leerlo".

> —Cathie Black, autora del bestseller del *New York Times, Basic Black*, y presidente de Hearst Magazines

"Ariane es una nueva voz que puede inspirar e informar a todos los que atravesamos un cambio, sea grande o pequeño, profesional o personal. *Los primeros 30 días* alentará a que las personas pasen de estar solas y con miedo a sentirse más optimistas y transformadas".

> —David Bach, autor de *The Automatic Millionaire*

"*Los primeros 30 días* puede ayudar a que la gente cambie su vida"

> —Richard Parsons, antiguo CEO de Time Warner

"Este hermoso libro es como tener a un amigo compasivo guiándote a través de las primeras etapas de cualquier cambio importante en tu vida. Me encantó".

> —Wayne Dyer, autor del bestseller del *New York Times, Change Your Thoughts—Change Your Life*

"¿Qué podrías hacer para empezar a querer más tu vida? Este libro te ayuda a responder esa pregunta y te provee de las herramientas necesarias para que eso ocurra".

> —Marci Shimoff, autora del bestseller del *New York Times, Happy For No Reason, Chicken Soup for the Soul*™, y maestra en *The Secret*

"Ariane tiene una actitud maravillosa, cálida e inspiradora frente a la vida, frente a los cambios que todos atravesamos y frente a lo que realmente importa. Este libro está lleno de ideas para hacer que un cambio sea más simple, fácil y menos estresante. Lo recomiendo".

—Mike Dooley, autor de *Notes from the Universe*, y maestro en *The Secret*

"*Los primeros 30 días* es ideal para cualquiera que esté atravesando un cambio, queriendo cambiar o ayudando a otra persona a hacerlo. Está lleno de sabios consejos que marcarán una gran diferencia en la manera en que todos enfrentamos los cambios y las transiciones en la vida".

—Karen Salmansohn, autora del bestseller *How to be Happy, Dammit*

"No hay vuelta que darle: el cambio te está esperando a la vuelta de la esquina, así que es mejor aceptarlo. Ariane de Bonvoisin te muestra cómo hacerlo. Práctico e inspirador, *Los primeros 30 días* hace que los cambios en nuestra vida dejen de ser películas de horror y se conviertan en aventuras joviales".

—Arianna Huffington, jefa editorial, *The Huffington Post*

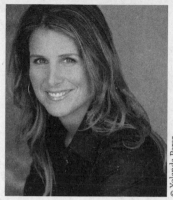

ARIANE DE BONVOISIN es la fundadora de first30days
.com, un sitio de internet que ayuda a que las personas hagan una transición fácil por docenas de cambios, cambios relacionados tanto con un diagnóstico
médico, con comenzar a vivir cuidando el medio
ambiente, con mudarse a otra ciudad o casarse. Tiene
un título en Economía y Relaciones Internacionales
del London School of Economics y una maestría en
negocios de Stanford University. Ariane trabajó en el
Boston Consulting Group y con gigantes de los medios de comunicación como BMG, Sony y Time War-
ner antes de perseguir su sueño de marcar una
diferencia en las vidas de otras personas. First30days
.com se convirtió en el trabajo de su vida en 2005.
Ariane reside en la ciudad de Nueva York donde
tiene su compañía.

Visita a la autora en línea en www.first30days.com.

Los primeros **30** días

¡ADELANTE!

Los primeros 30 días

Tu guía para enfrentar cualquier cambio

Ariane de Bonvoisin

Traducción del inglés por Magdalena Holguín

 rayo *Una rama de HarperCollinsPublishers*

Diseño del libro por Level C

Este libro fue publicado originalmente en inglés
en el año 2008 por HarperOne,
una rama de HarperCollins Publishers.

PRIMERA EDICIÓN RAYO, 2008

Library of Congress ha catalogado la edición en inglés.

ISBN: 978-0-06-171040-7

08   09   10   11   12   DIX/RRD   10   9   8   7   6   5   4   3   2   1

Para mamá y papá.
Gracias por una vida bella, tan llena de cambios.

*El núcleo del espíritu humano proviene
de las nuevas experiencias.*

—Christopher McCandless,
Into the Wild

Contenido

Introducción

El cambio es la ley de la vida.
—John F. Kennedy

¿Qué sucedería si te dijera...

que el cambio por el que estás atravesando ahora podría ser un poco más sencillo, más fácil y menos angustioso?

que las personas que tienen la habilidad de navegar por los cambios tienen ciertas cosas en común?

que hay maneras comprobadas de ayudar a cualquier persona a sobrellevar un cambio?

que los cambios que siempre has querido hacer no sólo son posibles, sino que pueden realizarse con optimismo y serenidad?

que el cambio puede en realidad ayudarte a amar más tu vida?

¿Continuarías leyendo?

Este libro está diseñado para ayudarte a sobrellevar cualquier cambio en la vida; ningún cambio es demasiado grande o pequeño. Este libro modificará radicalmente la forma en que enfrentas los cambios. Y no te preocupes: a pesar del título, ¡no tardarás treinta días en leerlo! Puedes hacerlo en unas pocas horas.

Al leer *Los primeros 30 días,* aprenderás a vivir la vida como aquellos a quienes llamo *optimistas del cambio.* Formarás parte de un grupo de personas que optan por ver el lado positivo de cualquier cambio en la vida. Esta actitud no sólo te permitirá sobrellevar los cambios actuales. Hará más fácil superar cualquier cambio cuando lo enfrentes inevitablemente en el futuro.

La mayor parte de la gente ha sido condicionada a creer ciertas cosas acerca del cambio:

El cambio es difícil y es algo que debe evitarse.

El cambio te hace sentir solo; yo soy el único que está pasando por él.

El cambio consume tiempo, energía y trabajo.

El cambio es estresante e implica dolor.

Si es así como te sientes ahora, no estás solo. Vivimos en un mundo en el que el cambio se ha convertido en la única constante. Piénsalo: millones de personas se están divorciando, cuidan de uno de sus padres o de un hijo enfermo, otros han perdido recientemente su empleo, están intentando hacer cambios financieros, desean iniciar una nueva relación o perder peso. Y, actualmente, se dan cambios constantes en la política, el medio ambiente, nuestros empleos, la tecnología, las leyes, nuestros sistemas de salud y las opciones de tratamiento, la educación, la institución del matrimonio y la configuración de la familia. Hay cambios en la forma en que comemos, vivimos, adquirimos cosas e incluso en la forma en que nos comunicamos unos con otros. Dados todos estos cambios, no es de sorprender que nos aferremos a lo que parece estable y permanente, y luego tengamos dificultades cuando eso también, ineludiblemente, cambie.

Para algunos, sin embargo, el cambio suscita una respuesta diferente, una respuesta de optimismo y fortaleza. Para estas personas, la montaña rusa emocional del cambio puede manejarse; el temor y la ansiedad son sustituidos por una nueva manera de pensar, y se comprende realmente, cuan resistente es el espíritu. Aun cuando encuentran difícil el cambio —pues son realistas— comprenden que todos experimentamos nuestra cuota de cambios y, más importante aun, que todos los superamos.

Incluso si enfrentas un cambio realmente difícil, como la muerte de un ser querido o un diagnóstico devastador de salud, tener una actitud positiva afectará radicalmente la manera en que vivas tu vida. Mereces tener una buena actitud frente a los cambios y este libro te ayudará a lograrlo. *Los primeros 30 días* te dará las herramientas necesarias para iniciar un cambio o para aceptar un cambio que te haya sobrevenido. Saldrás airoso y esperanzado, fuerte y sereno, y con un optimismo renovado ante la vida. Este libro está basado en el conocimiento de que algo bueno puede salir de cualquier cambio.

¿Por qué los primeros 30 días?

Hace varios años, mientras intentaba acostumbrarme a un nuevo empleo (el séptimo en diez años, si les interesa saber), escribí mis pensamientos en un diario, como suelo hacerlo siempre. Describí mis sentimientos durante los primeros treinta días en este nuevo puesto. Reflexioné sobre mis dudas (*¿Soy lo suficientemente competente?*), mis miedos (*¿Y si fracaso?*) y mi impaciencia (*¿Cuándo sentiré que realmente pertenezco a este lugar o me*

tomarán en serio?). Me di cuenta de que estos eran los mismos
sentimientos que había experimentado durante las primeras semanas en todos mis empleos anteriores —lo cual me resultó
extraño, pues tales empleos habían sido en diversas industrias y
en lugares tan distintos como Europa, Asia, los Estados Unidos,
¡e incluso África! Pero fue más extraño aun descubrir que estos
eran los mismos sentimientos que había tenido cuando terminó
mi última relación sentimental, y que eran también la manera
en que me sentía de niña cuando me resultaba difícil adaptarme
a una nueva escuela. A medida que todas estas emociones cono-
cidas continuaban apareciendo cada vez que enfrentaba un
cambio, comencé a ver también un patrón en lo que hacía para
sobrellevar estos cambios. Advertí qué era lo que hacía más fácil
enfrentar estos cambios y seguir adelante.

Al examinar los cambios que he experimentado y que he
visto experimentar a otras personas a lo largo del tiempo, he
advertido que los primeros días y las primeras semanas de cualquier transición son con frecuencia los más difíciles y emocionales, pero también los más excitantes y aquellos que son más
importante comprender. Ese es el momento en el que tenemos
menos claridad para pensar y en que somos menos prácticos.
Pero si nos acercamos al cambio con una actitud positiva, formulamos las preguntas correctas, utilizamos las mejores herramientas, tenemos un plan y nos rodeamos de personas fuertes e
inspiradoras, ya no parecerá tan temible ni nuestro camino tan
incierto. La gente que sobrelleva los primeros treinta días de
cambio con éxito, descubrirá que transita a través del resto del
cambio —y de cambios futuros— con mucha más confianza y
claridad.

El título *Los primeros 30 días* es una metáfora para ayudarlos a
comenzar. Este libro no es exactamente un enfoque día a día

para pasar por un cambio. Si tu cambio comenzó hace mucho más de treinta días, pero ahora estás preparado para comenzar a aceptarlo, comprenderlo y superarlo, este también es el libro adecuado para ti. No dejes para después el aceptar el cambio que ha llegado a tu vida o iniciar un cambio que siempre has querido hacer. Estás en el lugar indicado.

¿Cómo funciona este libro?

En *Los primeros 30 días* encontrarás nueve principios que te guiarán a través de cualquier cambio en la vida. Estos principios te ayudarán a comprender qué te está deteniendo, y te mostrarán cómo actuar para seguir adelante. Sin embargo, *Los primeros 30 días no* es un plan de acción reglamentado de treinta días que te permite relajarte y te dice qué hacer. Tampoco es un programa de doce pasos. Si alguna de estas opciones existiera, de algo estoy segura: ¡cambiaría! *Los primeros 30 días* te presenta una manera diferente de ver el cambio; se enfoca en tomar una nueva actitud. Puedes verlo como la escalera que se utiliza para salir de un hueco oscuro o como las instrucciones para llegar a la luz al final de un túnel. *Los primeros 30 días* te guiará hacia los aspectos positivos de cualquier cambio, y te inspirará a amar tu vida aun más.

Cada capítulo del libro comienza con un principio sobre el cambio. Analizaremos este principio en detalle mientras te presentamos personas que han sufrido cambios en la vida real. En cada capítulo aparecen también puntos de acción para ayudarte a integrar los principios que te presentamos a tu vida. Sobrellevar el cambio requiere acción, y este es un buen lugar para comenzar.

Finalmente, cada capítulo termina con las tres cosas más importantes para recordar —conceptos que te ayudarán hoy y en lo sucesivo, a medida que comiences a encarar la vida con una nueva actitud y una renovada comprensión del cambio.

Mientras recorres *Los primeros 30 días*, recuerda que eres único, como única es la manera en que pasas por los cambios. Como digo siempre; puedes tomar el ómnibus, el avión, el tren o una tabla de surf para llegar a donde te diriges. No me corresponde a mí elegir por ti; sólo tú sabrás qué es lo mejor para ti. Algunas partes del libro te parecerán iluminadas por luces de neón, aquellas partes que realmente te afectan, mientras que otras no resonarán dentro de ti con igual fuerza. Algunos principios pueden parecerte obvios, pero antes de pasarlos de largo, pregúntate si realmente los has integrado a tu vida. Y, en ocasiones, te pediré que abras o incluso "cambies" tu mentalidad, creencias y concepción del mundo.

Lo que aprenderás

Los primeros 30 días te pondrá en el camino a convertirte en un optimista del cambio. Podrás generar creencias positivas y la confianza en ti mismo que son los componentes fundamentales de una respuesta exitosa al cambio.

Uno de los principios fundamentales de este libro es la creencia en que de cualquier cambio, incluso el más difícil e incomprensible, saldrá algo bueno. A esto lo llamo la *garantía del cambio*. Todos los cambios por los que he pasado, incluyendo aquellos realmente difíciles, han aportado algo a mi vida. Esto no siempre ha sucedido cuando lo deseaba, ni de la manera en que hubiera podido imaginarlo, pero siempre ha ocurrido. Siempre podemos encontrar algo en una pérdida. Uno de mis refranes predilectos es "No puedes ver qué hay a la vuelta de la esquina". Es preciso seguir adelante, confiando en que habrá algo bueno al otro lado. Hay un gran poder en no saber siempre por qué suceden las cosas como lo hacen, y en confiar en que sucederán exactamente como deben hacerlo y que algo positivo se revelará en ellas.

Tu nueva actitud hacia los cambios de la vida comienza ahora, pero continuará transportándote más allá de los primeros treinta días hacia el futuro. La sabiduría de este libro te acompañará fielmente a través de todos los cambios por venir.

Y si necesitas más información, tenemos más relatos inspiradores, más investigaciones y más expertos dispuestos a ayudarte a atravesar cualquier cambio que se presente o desees hacer en tu vida yendo a nuestro sitio Web: www.first30days.com.

Ariane

Los primeros **30** días

1

Cambia tu idea del cambio

*Las creencias pueden marcar
una gran diferencia*

Principio 1: Las personas que sobrellevan con éxito un cambio tienen creencias positivas.

Tu mayor necesidad en este momento es desarrollar nuevas creencias: sobre ti mismo, sobre este cambio y sobre la vida en general. Nada tendrá un impacto más grande en la forma en que sobrellevas un cambio.

Lo que pienses sobre el cambio —y sobre ti mismo— será el mayor filtro para la forma en que atravieses la transición actual, bien sea que te encuentres en el primer día, el día treinta, o años después del comienzo de un cambio. Una creencia es algo que consideras verdadero. Puede estar profundamente arraigada, como una convicción, o ser algo más débil, como algo que crees que es correcto. Esto significa que si crees que el cambio es difícil y terrible, es probable que el cambio te resulte difícil y terrible. Las creencias acerca de ti mismo también afectan directamente la forma en que te sientes durante un cambio. ¿Eres fuerte y capaz o inseguro y temeroso?

Hay sorprendentes diferencias entre la gente que es buena para el cambio y la que lucha contra él. La gente que acepta el cambio —aquellos a quienes llamo *optimistas del cambio*— piensa: *El cambio es bueno. El cambio nos permite crecer, y puede estar esperándome algo emocionante al final de esta transición.* Creen que el cambio les trae algo nuevo a su vida, y que el cambio siempre sirve de alguna manera. Cuando se les presenta un cambio o cuando necesitan iniciar un cambio, estos optimistas sacan el mejor provecho de la situación buscando sus aspectos positivos.

La gente que he conocido que le teme al cambio generalmente piensa que el cambio es difícil, que genera ansiedad e inseguridad, y que nunca termina. Piensa también que tiene mala suerte si se presenta un cambio difícil en su vida, y que se sentirá estresada y será incapaz de superarlo.

¿Puedes ver la diferencia entre estas dos maneras de ver el mundo?

¿Cuál te resulta más conocida?

La manera más rápida de asumir el control durante un cambio es ser consciente, en primer lugar, de lo que estás pensando, y luego hacer un esfuerzo deliberado por elegir pensamientos y creencias positivas. Comienza a advertir qué es lo que piensas y te dices a ti mismo —y a otros— con mayor frecuencia. Por ejemplo, si terminas una relación, puedes creer que estarás solo para siempre porque no eres atractivo o porque no mereces una pareja comprometida. Si te enfermas, puedes pensar que esta enfermedad es permanente y que nunca te sentirás mejor. Si intentas perder peso, puedes pensar que fracasarás una y otra vez. Y si pierdes tu casa en un huracán, puedes creer que nunca podrás ser feliz o estar cómodo de nuevo. Estas son creencias que has creado en tu propia mente.

La buena noticia es que podemos identificar y desechar los mitos y temores que tenemos acerca del cambio. Tenemos la opción de elegir lo que significan las cosas para nosotros. Podemos transformar nuestras verdades porque forman parte de uno de los programas del computador que habita dentro de nuestra mente. Todos tenemos el mismo disco duro, pero cada uno de nosotros tiene diferentes programas que controlan su vida. Una vez que hayamos identificado esos programas (creencias) que están en nuestro computador, tenemos la capacidad de desechar los negativos al cesto de la basura y reemplazarlos por programas que nos sirvan más. Podemos ver esto en la persona que ha sido despedida de su empleo y pronto avanza hacia un empleo mejor, en contraste con aquella que se sume durante años en la infelicidad sin hallar otro empleo. O la persona que sobrevive al cáncer y utiliza la enfermedad para encontrar un renovado amor por la vida, en contraste con el superviviente que aún permanece lleno de temor e incertidumbre. La diferencia entre estas personas son las creencias que tienen.

> *El progreso es imposible sin cambio, y quienes no pueden cambiar de idea, no pueden cambiar nada.*
> —*George Bernard Shaw*

La tribu: la fuente de tus creencias actuales

En un mundo perfecto, nuestros padres nos enseñarían que el cambio es la única garantía en la vida y que, por lo tanto, es esencial tener habilidades para aceptar el cambio y superarlo.

El manifiesto del cambio
Las creencias de un optimista sobre el cambio

El cambio es algo bueno.

El cambio es parte de la vida y le sucede a todos.

El cambio es una oportunidad que tengo de crecer.

El cambio siempre significa que algo bueno está a la vuelta de la esquina.

El cambio trae el germen de nuevos comienzos y maneras diferentes de vivir la vida.

El cambio trae a nuevas personas, nuevas oportunidades y nuevas perspectivas.

El cambio me recuerda que no controlo muchas de las cosas que ocurren, y me recuerda que debo dejarme llevar y entregarme un poco más a la vida.

El cambio me ayuda a fortalecer mi *músculo del cambio* —la confianza en mí mismo, mi fortaleza interior, y la fe interior en que puedo manejar cualquier cosa.

continúa en la página siguiente

¿No habría sido maravilloso si tu madre te hubiera preguntado todas las noches, "¿Qué cambió hoy, qué hay de nuevo, y qué tiene eso de bueno?" Reconocer los cambios de esta manera nos habría ayudado a desarrollar una visión del cambio que nos respaldaría después en la vida, cuando enfrentamos una y otra vez nuevas situaciones y experiencias.

Dedica un momento a pensar por qué has tomado las decisiones más importantes de tu vida —con quién casarte, qué tipo de

El cambio me permite aprender o comprender algo nuevo.

El cambio revela otro aspecto de mi personalidad.

El cambio nunca es un castigo; siempre es una oportunidad para conectarme con lo que hay en mi interior.

El cambio me permite elegir cómo quiero reaccionar ante algo que ha ocurrido —aceptándolo o resistiéndome a ello.

El cambio me permite encontrar mi ser superior —la parte de mí que siempre está ahí, que no cambia. El carácter impredecible de la vida resulta infinitamente más llevadero cuando me conecto con esta parte de mí.

El cambio quiere que lo reconozca, lo comprenda, lo acoja, y luego lo integre a mi vida y a mi identidad.

El cambio siempre está de mi lado. Existe para servirme, para enseñarme, para ayudarme a aceptar los misterios de la vida.

trabajo buscar, dónde vivir— y verás que, a menudo, estamos siguiendo la huella de las creencias de nuestra familia y nuestros amigos —lo que llamo *la tribu*. En ocasiones, esta lealtad a la tribu es consciente, pero la mayor parte de las veces es inconsciente. Esta lealtad nos ayuda a sentirnos conectados con las personas de nuestra vida a un nivel más profundo. Tu tribu probablemente ha contribuido a moldear la forma en que vives, pero también puede quitarte la capacidad de ver y elegir la mejor manera de pasar por un cambio. Todos los miembros de tu tribu tienen su propia visión del mundo, y están ansiosos por compartirla contigo. Ir en contra de la propia tribu puede ser incómodo y amenazador. Si tu familia cree profundamente en la institución del matrimonio, se requiere valor para decirle que has optado por creer que el divorcio puede ser algo bueno. O quizás sueñas con tu propio negocio, pero tu tribu siempre te ha alentado para que conserves un empleo estable. ¿Quién es parte de tu tribu? Pregúntate quién tiene todavía poder e influencia sobre tus elecciones y sobre los cambios que deseas realizar.

Como me dijo alguna vez mi amiga Kathy, "Durante los cambios, he notado que mucha gente tiene la tendencia a aferrarse a los patrones de otros. Las personas deben mirarse a sí mismas y preguntarse, '¿Quién soy yo como persona?' no '¿Quién soy como la hija de mi padre o de mi madre, la esposa de mi marido, o la madre de mis hijos?' "

Elegir nuestro propio camino puede ser extremadamente liberador, así que ¡comienza a recuperar el poder que le has dado a la tribu! Permítete expresar tu propia opinión acerca de perder un empleo, permanecer en una relación con alguien que profesa otra religión, o mudarte a otra ciudad. Se trata de tu vida y tu cambio. Puedes aprovechar la oportunidad para apropiarte del cambio o para mejorar tu vida de la manera que creas más conveniente.

Puedes también influir sobre la manera en que otra persona ve el cambio por el que estás pasando. Cuando mi amiga Diana perdió un empleo importante en el sector financiero, fue como si el mundo se hubiese derrumbado a su alrededor. Había aceptado la creencia —de la sociedad, así como de sus amigos y de su familia— de que su carrera era lo que hacía de ella una persona inteligente, interesante y valiosa. Describía la pérdida de su empleo con tal vergüenza y negatividad que reaccioné con la misma energía. Realmente sentía pena por ella y me preocupaba su futuro. Pero si hubiese decidido ver lo bueno de ese cambio y hubiera dicho, "¡Esto es maravilloso! Pasaré más tiempo con mi familia, me pondré al día con mis lecturas, iré al gimnasio o haré trabajo voluntario", me habría sentido feliz por ella y la hubiera admirado. Lo que eliges creer y transmitir sobre tus cambios determina la forma en que las otras personas reaccionan ante ti.

Es posible que no hayas elegido el cambio por el que estás pasando, pero sí eliges tus creencias acerca del mismo. La gente puede desarrollar sus propias creencias en cualquier momento de la vida, sean jóvenes o mayores, estén atravesando un cambio o tan solo iniciando una transición. Todo está siempre sujeto a discusión.

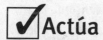Actúa

Parte 1

Para tener una idea de tus creencias actuales, llena los espacios en blanco en las siguientes afirmaciones. Eres libre de elegir tus propias palabras. He presentado algunos ejemplos para ayudarte a comenzar.

1. El cambio es _____ (difícil, interesante, desagradable, excitante, abrumador).

2. La vida es _____ (justa, injusta, dura, bella, una caja de sorpresas).

3. El propósito de la vida es _____ (amar, aprender, ganar dinero).

4. Una crisis es un momento para _____ (ocultarme y sentir compasión de mí mismo, aprender algo, cambiar algo).

5. El trabajo es _____ (un reto, difícil, impredecible).

6. Las relaciones son _____ (duras, una fuente de amor y alegría, algo para lo que no sirvo).

7. Los libros sobre el cambio y este tipo de contenido son _____ _____ (útiles, tontos, nada para mí, informativos).

Mira tus respuestas y reflexiona sobre ellas. Pregúntales a algunos de tus amigos qué creen ellos. Las respuestas a estas preguntas constituyen el fundamento mismo de la forma en que ves la vida y el cambio, y con frecuencia se reflejan en la manera en que se desenvuelve tu vida.

Parte 2

Piensa en el cambio que experimentas actualmente. Escribe tus creencias acerca de este cambio (por ejemplo, "Nunca sanaré", "Nunca dejaré de estar triste", "No tengo lo que se necesita para tener éxito", "No soy lo suficientemente competente", etc.).

Ahora imagina que alguien te da un puñado de píldoras de optimismo de *Los primeros 30 días* (o que ahora te encuentras con la persona más optimista que conoces), y que estás preparado para elegir mejores creencias acerca de este cambio. ¿Cuáles serían estas creencias? Escríbelas.

Comienza a poner en práctica hoy mismo estas nuevas creencias que acabas de crear. Recuerda, las investigaciones han demostrado que crear un hábito tarda de veintiuno a veintiocho días, así que si pones en práctica unas pocas creencias nuevas durante treinta días, eventualmente formarán parte de ti. Puedes acelerar el proceso escribiéndolas y leyéndolas una o dos veces al día. Yo escribo las mías en una pequeña tarjeta laminada que llevo en el bolso para disponer de ellas cuando espero el metro o cuando estoy en la fila del banco. Estas nuevas creencias son como alimentos nuevos para tu mente. Hemos estado alimentando nuestro cerebro con la misma basura durante años, así que cuando finalmente cambies tus creencias, no te desanimes si tu mente inicialmente se resiste. Ser consistentes en lo que creemos es algo a lo que se concede mucho valor en nuestra sociedad, así que si algunas personas ven que cambiamos nuestras creencias, puede preocuparnos que esto lleve a que piensen mal de nosotros. Pero supera esta preocupación y recupera tu poder: cree lo que quieras, cuando quieras, y cambia de idea con tanta frecuencia como lo desees. Se trata de tu vida y tu mente, así que elige las creencias que te sirven en este momento de tu trayecto.

Creencias que te retienen: salirte de tu propio camino

¿Qué retrasa o detiene el flujo del cambio? Creer que sabemos cómo resultará todo. Nuestra mente a menudo nos alimenta con una oscura visión del futuro, y luego nos persuadimos de que sabemos cómo se desarrollarán las cosas. Pero el cambio nos ofrece la oportunidad de reevaluar nuestras creencias sobre la vida, el amor, los hombres, las mujeres, las relaciones, la muerte, la enfermedad, el dinero, el trabajo, Dios, los hijos…y la lista continúa indefinidamente. Muchos de nosotros estamos definidos por estas creencias; esta es la razón por la cual cambiarlas resulta tan terriblemente difícil. ¿Por qué querríamos examinar de nuevo lo que consideramos verdadero? Nadie quiere pensar que el divorcio puede ser una mejor opción o que de alguna manera sobrevivir al cáncer nos hace más fuertes (aun cuando eso es lo que he oído decir a decenas de personas que he conocido). Nadie quiere creer que aceptar un empleo que paga la mitad del salario puede en realidad hacernos mucho más felices. Nadie quiere admitir que la muerte de uno de nuestros padres haya sido, quizás, el resultado más compasivo.

Estamos obsesionados con nuestro punto de vista —somos adictos a nuestra versión de cómo funciona el mundo— y vivimos como si nuestra verdad fuese la única verdad. Conozco a una persona, Mark, quien no cree en absoluto en la oración. Su prueba, dice, es que algunas personas rezan y obtienen lo que desean, mientras que otras rezan y no reciben nada a cambio. Mark está convencido de que la oración es algo que inventaron los seres humanos para sentirse mejor. Quizás ha intentado rezar y se ha sentido decepcionado en el pasado, de manera que su conclusión ahora es que no funciona. Para nadie. Nunca.

¿Por qué nos limitamos de esta manera? Porque todos queremos certezas; queremos saber qué sucederá y cuándo. De hecho, la mayoría de nosotros está más interesada en crear esta seguridad en su vida que en buscar la verdad, porque buscar la verdad significa, a menudo, admitir que estábamos equivocados, o quizás que no conocemos la respuesta.

> **La verdad te liberará.**
> **Pero primero te hará enojar.**
> **—Gloria Steinem**

Y hallar la verdad puede requerir también que actuemos o que tomemos una decisión difícil. Para superar el cambio de una manera más agradable, debemos ser humildes y recordar que está bien no saber cómo proceder. En muchas ocasiones, nuestro deseo de tener una certeza total es lo que nos hace sentir paralizados. He oído gente que dice, "Pero no sé qué hacer ahora", o "Temo tomar la decisión equivocada", o "Me siento paralizada y atrapada". Estos sentimientos aparecen cuando la mente se encuentra en un terreno poco conocido, cuando enfrentamos una situación nueva. Pero podemos modificar nuestra visión del cambio al considerar estos momentos incómodos como una oportunidad para una tremenda transformación.

Creencias que tienes sobre ti mismo

Las creencias más difíciles de abandonar son aquellas que tenemos sobre nosotros mismos. Y son las creencias que más tenemos que observar. Nuestro diálogo interior es, a menudo, increíblemente doloroso y nos despoja de poder. Cuando piensas cosas como *no soy inteligente, fracasé la última vez, estoy demasiado viejo, soy demasiado pobre*, estás estableciendo creencias muy fuertes que determinan cómo te sientes sobre ti mismo y cómo interactúas con los demás. Puedes cambiar tus creencias acerca de las relaciones, la profesión, o cualquier otro ámbito de cambio por el

> **La vida comienza al final de tu zona de confort.**
> **—Neale Donald Walsch**

que estés pasando, pero los cambios que hagas no tendrán impacto a menos que cambies también tus creencias acerca de ti mismo. Durante el cambio, siempre llevas algo contigo —tu propia persona— así que es necesario crear creencias que te den poder sobre el ser humano asombroso y bello que eres. Céntrate en lo mejor de ti mismo, y deja todas las mezquindades atrás.

Hablaremos mucho más acerca de esto en el próximo capítulo, pero ahora tomemos un momento para responder estas preguntas:

1. ¿Cuáles son las peores cosas que digo acerca de mí o creo que son verdad acerca de la persona que soy?

2. ¿Cómo me saboteo a mí mismo cuando intento hacer o enfrentar un cambio?

3. Aunque tan solo sea por treinta días, ¿qué cosas buenas acerca de mí puedo creer? (Comienza siempre con la palabra *Soy*…)

Por ejemplo, la madre de una de mis amigas solía decir, "No soy inteligente porque no fui a la universidad, y no sé adminís-trar mi dinero porque mi esposo siempre se ocupó de nuestras finanzas". Ahora dice y piensa, "Soy muy inteligente y con frecuencia aporto buenas ideas a todo tipo de situaciones. Soy muy intuitiva con mi dinero y puedo tomar buenas decisiones financieras". El tener pensamientos positivos sobre sí misma, ha influido directamente en su éxito financiero y en las oportunida-des de trabajo que ahora se le presentan.

> *El mayor descubrimiento de nuestra generación es que los seres humanos pueden modificar sus vidas al modificar sus actitudes mentales. Como pienses, así serás,*
> *—William James*

Los optimistas creen:

Soy amado.

Soy fuerte.

Soy inteligente.

Estoy seguro.

Estoy rodeado de personas y cosas que pueden ayudarme.

Soy valioso.

Estoy protegido.

Soy una buena persona.

Soy humano, no soy perfecto, y puedo hallar una solución.

Cambiar la forma en que te ves a ti mismo es el comienzo de la construcción de una base sólida, que te hará superar cualquier cambio. Ha llegado el momento de acallar esa "voz malvada" que habita dentro de ti.

Cuando la vida pone a prueba tus creencias más fuertes

Los cambios más difíciles son aquellos que ponen a prueba tus más profundas certidumbres acerca de un tema o una persona. Pero si observas la lista que aparece a continuación, verás que, con mucha frecuencia, la vida te sorprenderá con resultados que son muy diferentes a los que esperabas.

- Si soy delgada, debo ser sana.

- Si hago ejercicio y como bien, nunca tendré cáncer.

- Un médico me curará.

- El matrimonio dura toda la vida.

- Mis hijos de seguro irán a la universidad.

- El divorcio no es una opción.

- Un trabajo corporativo es seguro y permanente.

- Trabajar duro es la única manera de obtener dinero.

- Tendré un bebé únicamente cuando me case.

- Mi padre nunca tendría una aventura amorosa.

- Mi mejor amigo nunca traicionaría mi confianza.

- Mi esposo siempre estará en forma.

Piensen, por ejemplo, en Rosemary. Creía que si sus hijos eran educados en un hogar cristiano feliz, serían excelentes personas. Para cuando crecieron, sin embargo, uno de ellos estaba en prisión por drogas, otro se había separado de su pareja, dos de los hermanos no se hablaban, y uno de ellos se había mudado al Japón para enseñar inglés allí. Estos resultados no se ajustaban precisamente a las creencias que Rosemary había tenido acerca de cómo serían sus hijos cuando crecieran. Primero le fue difícil aceptarlo, culpándose por ser una mala madre. Y, además de todo lo anterior, su esposo había muerto de cáncer a los cuarenta años. Eventualmente, se vio obligada a poner en duda sus creencias acerca de lo que significa realmente ser una buena madre. Dejó atrás la culpa y se dio cuenta de aquellas cosas que podía y que no podía controlar.

Si quieres hacer reír a Dios, cuéntale tus planes.
—Woody Allen

Cuando la vida resulta diferente de lo que habías esperado o planeado, es difícil de aceptar. No sólo ha cambiado algo en el exterior, sino que, a menudo, tu identidad ha cambiado también o ha sido puesta a prueba. Un cambio en tu identidad puede, en ocasiones, ser incluso más difícil de sobrellevar que un cambio externo.

¿Por qué son tan difíciles los cambios de identidad? Porque ponen a prueba nuestros valores. Es por ello que aceptar el cambio se convierte más en una travesía interior hacia lo que optamos por creer. Y examinar nuestras creencias puede ser difícil porque ansiamos tener un plan de acción basado en cosas prácticas que debemos hacer, y no un viaje incierto e interior de exploración. Como suelo decir, "Las acciones son fáciles; las emociones son difíciles". Un cambio en nuestra identidad puede ser también un proceso lento. No conseguirás un nuevo yo con sólo oprimir un botón. Pero no olvides que esta fase intermedia del desarrollo es también un maravilloso lugar: has dejado algo atrás y ahora estás viviendo el momento de definir y explorar la siguiente fase de ti mismo. Sé comprensivo. Date tiempo.

> *De las fuerzas que son imperceptibles, ninguna es más grande que la del cambio... todas las cosas están siempre en estado de cambio... por lo tanto, el yo del pasado ya no es el yo de hoy.*
> —**Chang Tzu**
> *(antiguo texto chino)*

Una vez que estés preparado para crear un nuevo sistema de creencias sobre el cambio, el primer paso es determinar cuáles son, exactamente, tus creencias originales. La próxima vez que ocurra un cambio, mira más allá de los detalles del cambio y pregúntate cuáles de tus creencias están siendo puestas a prueba. Por ejemplo, si has sido despedido de tu empleo, las creencias que esto puede desencadenar dentro de ti pueden ser: *No soy nadie sin un empleo. La gente me juzgará si estoy desempleado. Mi empleo es lo más importante en mi vida. El trabajo me brinda protección. Las mujeres no salen conmigo porque no tengo un empleo estable.* Si tienes sobrepeso, puedes creer que la gente te percibe como menos interesante y menos inteligente que una persona más delgada, que nadie nunca te encontrará atractiva, o que eres perezosa y un estorbo para tu familia. Estas creencias no están basadas en la realidad, y no son más que la creación de tus propias dudas sobre ti mismo y de las influencias de tu tribu.

> **Nada es malo, pero pensarlo lo hace así.**
> **—Shakespeare**

Resulta difícil examinar las creencias, especialmente si han sido parte de tu identidad durante muchos años. Ellas conforman la base de tu experiencia personal y de los cambios que tendrás la confianza de generar. ¿Puedes ver por qué es poco probable que alguien que cree que tiene mala suerte considere el ser despedido como una oportunidad de dejar un trabajo seguro e iniciar su propio negocio? ¿O por qué a alguien con baja autoestima le será difícil comenzar un programa de pérdida de peso y permanecer en él? Nuestras creencias son, con frecuencia, las que nos detienen, no la falta de disciplina o de valor.

Toma ahora la decisión de cambiar las creencias que te mantienen cautivo, abatiéndote. Intenta enfocarlas desde otra perspectiva, sólo para ver cómo te hacen sentir. Si encuentras que dices cosas como "El cambio es difícil", "La vida es dura", "Soy tan desafortunado", "A los hombres no les agradan las mujeres como yo", o "Ya soy demasiado viejo para ocuparme de mí", practica decirte cosas como "El cambio es algo bueno", "La vida está llena de sorpresas", "Soy afortunado", "Los hombres se sienten atraídos por todo tipo de mujeres", y "Puedo permanecer sano y en forma". Cualquiera que sea la frase negativa que digas, tómate un momento para transformarla en una frase positiva.

La mentalidad del optimista
Un tipo diferente de "Y si..."

Cuando el cambio te enoja, te entristece, te causa estrés, rabia o confusión, dedica unos momentos a pensar en crear un final diferente. Puedes hacerlo al hacerte diferentes tipos de preguntas "¿Qué sucedería si?" (o sea, no preguntas *¿Qué sucedería si no hubiera hecho esto, dicho esto, o sido tan estúpido?*). Estas preguntas deben centrarse en resultados positivos en el futuro, y te ayudarán a desechar malos pensamientos de tu mente, la cual puede encontrarse todavía en el pasado. Ensaya las siguientes preguntas:

¿Qué sucedería si creo que las cosas mejorarán?

¿Qué sucedería si en realidad no sé cómo deben ser las cosas?

¿Qué sucedería si la vida está actuando a mi favor?

¿Qué sucedería si el final de esta relación es algo bueno y estoy siendo protegido de algo malo en el futuro?

¿Qué sucedería si no obtener el empleo que deseaba es mucho mejor para mí a largo plazo?

¿Qué sucedería si puedo aprender algo de un terapeuta o de un libro de autoayuda?

¿Qué sucedería si esta crisis es la mejor cosa que me haya sucedido?

¿Qué sucedería si las coincidencias, signos y sincronías son guías en el camino?

¿Qué sucedería si hay algo que aún no puedo ver o comprender que explicaría por qué me está ocurriendo esto?

Tener la mente abierta

Tener una mente abierta es otra cualidad de los optimistas del cambio.

Recientemente conocí a un médico en Chicago quien admitió que, después de más de cuarenta años de práctica, recién ahora advertía lo cerrado que había estado a nuevas ideas médicas y a terapias alternativas. Ahora que estaba enfermo y necesitaba atención médica, veía el valor de este tipo de tratamientos.

Tener una mente abierta ayuda a relajar la manera en la que nos aferramos a nuestras creencias establecidas, y es también uno de los rasgos más atractivos que podemos tener como personas. Ha llegado el momento de que expandas tu zona de confort.

> *Vemos que todo se refiere a la creencia. Lo que creemos gobierna nuestra existencia, gobierna nuestra vida.*
> *—Don Miguel Ruiz*

¿Sobre qué aspecto de tu vida necesitas ser más abierto mentalmente? Quizás comiences por creer que puedes tratar una enfermedad con una mejor nutrición y medicina alternativa. Quizás comiences a creer que puedes aprender a pintar a los sesenta años. O quizás puedas comenzar a creer realmente que puedes hallar el verdadero amor a pesar de tu peso o de tu edad —lo cual es perfectamente posible.

La gente se siente atraída por aquellas personas que están dispuestas a considerar algo nuevo, que no están arraigadas a un punto de vista. Tener una mente abierta significa que no necesitas tener siempre la razón. Significa que no te sientes débil porque no sabes la respuesta o porque no tienes una opinión firme sobre algo. Cuando tienes una mente abierta, nunca sabes qué podrás aprender. Estás abierto a nuevas ideas, a nuevas creencias, a intentar cosas nuevas y al misterio que te brinda la la vida. Y estás abierto a pedir ayuda.

El cambio nos enseña a pensar de manera diferente sobre una situación y a verla con nuevos ojos, apuntando la cámara en un ángulo diferente, de manera que podamos experimentar la vida de una forma nueva —de nuestra *propia* forma. Cuando suspendemos nuestro análisis de un cambio, le damos espacio al mismo para desarrollarse de varias maneras. Por ejemplo, tener una pierna rota puede parecer terrible al principio, pero quizás en realidad sea algo bueno: quizás aprendas algo acerca de ti mismo y de tu cuerpo durante el proceso de sanar, y quizás conozcas a alguien importante durante tu estadía en el hospital y en las citas de terapia física. Nunca sabemos qué pueda traer el cambio.

☑ Actúa

1. ¿Qué es lo nuevo que debes creer para sobrellevar el cambio que estás experimentando o iniciando? Escríbelo en algún lugar donde sea fácilmente visible. Si quieres creer en más de una cosa, ¡adelante! Comienza con lo siguiente:

   Soy...

   Dios hará...

   La vida es...

   Esto es...

2. ¿Cuáles son las creencias más fuertes que te dan poder para ayudarte a superar cualquier cambio? Por ejemplo, cuando experimento un cambio, algunas de mis creencias son las siguientes:

Esto también pasará.

Las cosas siempre salen bien al final.

Lo superaré.

La vida está de mi lado.

Hallaré una solución.

No estoy solo.

Puedo cambiar.

3. ¿Cuáles son las mejores cosas que crees sobre ti mismo? Tus habilidades, talentos, cualidades... ¿Qué te hace quien eres? Escríbelos.

4. Piensa en algunos de tus mejores amigos —personas a quienes admiras, respetas y amas. Escribe sus nombres y sus más profundas creencias. (Si no sabes cuáles son sus creencias, pregúntaselas.) ¿Alguno de ellos sostiene una creencia que te gustaría probar durante un tiempo?

Los primeros 30 días: qué debes recordar

1. Las creencias son tu plan para sobrellevar el cambio. Identifica cuáles te ayudan y cuáles no.

2. Para responder con éxito al cambio necesitas generar creencias positivas acerca del mismo. (Dedica algún tiempo a copiar o a memorizar el Manifiesto del Cambio.)

3. Desarrollar nuevas creencias exige práctica. Estás entrenando tu mente de nuevo y creando un nuevo hábito. Elige tres creencias nuevas que representen tu nueva perspectiva. Pronto te familiarizarás más con estas creen-

cias y, eventualmente, se convertirán en algo automático. En unas pocas semanas te sentirás mejor sobre cómo superar el cambio.

> *No puedes solucionar un problema con la misma mente que lo creó.*
> *—Albert Einstein*

2 La garantía del cambio

Algo bueno saldrá
de esta situación

Principio 2: Las personas que sobrellevan con éxito un cambio saben que éste trae siempre algo positivo a sus vidas.

Todo cambio tiene un don asociado con él. Aun cuando es natural que el cambio nos resulte difícil, es importante recordar que hay dos caras en toda moneda, y que siempre resultará algo positivo. Esta es, sin duda, la creencia más importante que debes tener durante los primeros treinta días de un cambio.

Suelo preguntarle a la gente, "¿Cuál es el cambio más difícil por el que has pasado, y qué aspecto positivo surgió del él?" Me han respondido: *Fui despedido y permanecí desempleado durante meses antes de hallar una nueva carrera que hoy en día adoro. Me divorcié y nunca creí que podría hallar otra mujer, pero ahora estoy de nuevo en una relación amorosa. Me mudé a una ciudad donde no conocía a nadie y encontré mi independencia, así como el impulso para perseguir finalmente mi propio sueño de ser fotógrafo. Tuve un infarto y esto cambió para bien la manera en que me alimento y me ejercito. Estaba sumido en deudas y finalmente aprendí a administrar mis finanzas. Perdí a uno de mis padres y ahora me siento más cerca del resto de mi familia, y me siento más motivado a vivir una vida plena.* El optimista del cambio sabe que de cualquier cambio, nace algo positivo. Puede ser tan sencillo como aprender algo sobre uno mismo, descubrir un nuevo amigo, o conectarse de nuevo con la familia.

Incluso los cambios más difíciles y dolorosos eventualmente traen un don a nuestra vida. En ocasiones éste será obvio; en otras necesitarás algún tiempo para apreciarlo. Pero, de todas maneras, el cambio nos traerá algo bueno. Debes encontrar consuelo en saber que si estás en una situación incómoda, ésta cambiará para mejor. En cualquier caso, *debe* cambiar para cumplir

> *Oculta en todo infortunio está la buena fortuna.*
> **—Tao Te Ching,** *verso 58*

con la Ley del Cambio. La Ley del Cambio afirma que todas las cosas están en un estado constante de movimiento; nada es permanente, incluyendo los tiempos y las situaciones difíciles. Éstas, también pasarán. Como lo dijo John A. Simone, Sr., "Si estás en una mala situación, no te preocupes pues cambiará, y si estás en una buena situación, no te preocupes, ¡cambiará!"

Para mí, la mentalidad del optimismo radical —y de buscar lo positivo— comenzó en casa, de una manera impredecible. De afuera, parecía que tenía una infancia maravillosa y emocionante. Me crié en cinco países, en tres continentes, fui expuesta a diferentes culturas y religiones, e incluso aprendí algunos idiomas. El cambio era una constante en nuestro hogar —nuevas escuelas, nuevos amigos, nuevos ambientes. Sin embargo, internamente, a puerta cerrada, las cosas no eran tan alegres. El matrimonio de mis padres era muy difícil. No sentían verdadero amor o afecto el uno por el otro, aun cuando se esforzaban por ser buenos padres, y lo fueron. Mis hermanos y yo vivimos momentos felices y momentos difíciles. Desde los doce años animé a mi madre a divorciarse. Esta época fue tan difícil para nuestros padres como para nosotros. Mi madre aumentaba de peso, mientras que mi padre tenía constantes ataques de ira y de estrés. A menudo era yo quien intentaba poner fin a sus peleas, consolando a mi madre e intentando ser perfecta para mi padre. Veía que mi madre se sentía atrapada por su dependencia financiera de mi padre, y presencié cómo la falta de comunicación en nuestra familia creaba profundos abismos entre todos. Mis padres finalmente se divorciaron, después de pasar treinta años en un matrimonio que resultó infeliz para todos.

¿Cómo me convirtió el divorcio de mis padres en una persona optimista? ¿Qué podía resultar de bueno de todo esto? Mi madre eventualmente perdió peso, se curó de su depresión y fue contratada para hacer varios trabajos de diseño de interiores, lo cual le permitió hacer algo que siempre había deseado. Ahora cuida también de dos niños huérfanos, y encuentra tiempo para viajar por todo el mundo. Incluso agregó una maratón a su lista de logros; ¡una vez corrió conmigo a los sesenta años! Más importante aun, mi madre ha desarrollado una de las actitudes más positivas, "Las cosas siempre terminan bien". Se despierta feliz, enamorada de la vida; es espontánea y elegante. En cuanto a mi padre, está más tranquilo, muy presente en mi vida. Es un abuelo amoroso y tiene una buena relación con otra mujer. Ahora trabaja en organizaciones de caridad y se muestra amable con mi madre cuando se ven. Incluso fuimos juntos de vacaciones por primera vez este año.

Y, en cuanto a mí, la lista de cosas buenas que derivaron de este cambio es infinita: me ayudó a perdonar a mis padres y a comprender que tengo la capacidad de perdonar a cualquier persona. Me inspiró a buscar maestros que me ayudaron a procesar las cosas difíciles que había presenciado cuando crecía y a hacer elecciones sanas en mi propia vida. Leí mis primeros libros de autoayuda cuando tenía apenas dieciséis años y encontré mi camino espiritual muy temprano. El divorcio de mis padres me enseñó también que podemos ser, a la vez, fuertes y vulnerables; aprendí a elegir hombres que tienen una profunda capacidad de amar y de expresar sus emociones. También me independicé financieramente cuando era muy joven, después de ver cómo había sufrido mi madre por no disponer de su propio dinero. Más importante aun, todos los cambios que experimenté cuando era joven, los buenos y los malos, me ayudaron a aprender a vivir mejor para algún día tener el honor y el privilegio de ayudar a otros con los cambios en sus vidas.

Responder las preguntas más importantes

Cuando pasamos por un cambio, por lo general nos concentramos en unas pocas preguntas: *¿Por qué me sucedió esto a mí? ¿Por qué debo pasar por este cambio? ¿Por qué es tan difícil el cambio?* Incluso los cambios realmente buenos son difíciles. Aun cuando ciertamente no tengo las respuestas definitivas —nadie las tiene— tu respuesta a estas preguntas cambiará la manera en que ves los cambios de la vida, las transiciones, las

> *Cuando los tiempos sean buenos, sé feliz; pero cuando los tiempos sean malos, piensa: Dios ha hecho tanto los unos como los otros.*
> *—Eclesiastés 7:14*

decisiones y las crisis, y si serán fáciles o difíciles de sobrellevar.

Para mí, el propósito del cambio es aprender. Sin importar
cuál sea, el cambio siempre me ha mostrado nuevos aspectos de
mí misma. Refina mi espíritu y revela quién soy realmente. El
cambio hace de mí una mejor persona. El cambio me ayuda a
aceptar la vida como es, y el misterio de la travesía en la que
estamos todos. Me muestra también que hay aspectos de la vida
que no puedo controlar, y esto me ayuda a confiar más. El cambio me prepara para cualquier otra cosa que me esté reservada y
fortalece un músculo —que llamo el *músculo del cambio*— que
todos debemos ejercitar como seres humanos sanos.

El cambio significa algo nuevo, y algo nuevo siempre nos
hace crecer —incluso si la manera en que crecemos no es la
que esperábamos. Entonces, cuando algo cambie, imagina
que la vida quiere que crezcas de alguna forma.

- Incluso cuando alguien muere, otra cosa nacerá.

- Incluso cuando a alguien se le diagnostica una enfermedad, algo saldrá de esa experiencia.

- Incluso cuando estás en bancarrota, algo nuevo sucederá con tus finanzas.

- Incluso del más terrible divorcio, algo positivo se mani-
festará con el tiempo.

Otro de mis amigos, Joseph, lo lleva un paso más allá. Piensa
que el cambio existe para ayudarnos a vivir, a amar, a reír, a

aprender y a no tomarnos todo tan seriamente. Para él, el cambio es una oportunidad para hacer más cosas, no menos. Sin importar cómo definamos el cambio, comprender que no es algo inherentemente malo —a pesar de lo perturbador que pueda parecer en este momento— y creer que algo bueno saldrá de él, te ayudará a pasar por el período de sufrimiento e incertidumbre y te abrirá el camino hacia un futuro mejor. Algo bueno está siempre a la vuelta de la esquina.

Gary, un amigo cercano, es un ejemplo de cómo las dificultades, el sufrimiento, la angustia y el dolor de un cambio difícil pueden ser traducidos también en algo positivo. A los treinta y siete años, tenía una vida feliz en la Florida y ganaba un buen salario, hasta que un día se encontró en medio de una situación tan terrible que rezamos para nunca experimentarla —una experiencia que lo llevó a la *garantía del cambio*, la creencia en que de cualquier cambio, incluso el más difícil e incomprensible, saldrá algo bueno. Estaba conduciendo a casa cuando una madre con sus tres hijos comenzó a cruzar corriendo la calle con mucho tráfico por la que él transitaba. La mujer sintió pánico a último momento, pero le dijo al menor que continuara corriendo. Gary no lo vio y, sin querer, atropelló y mató a este niño de cinco años.

> **Después del Caos Divino, viene siempre la Gracia Divina.**
> **—Desiree Marin**

Después de años de lidiar con su terrible culpa y su dolor, e incluso de contemplar el suicidio, Gary le dio un giro a su angustia. Buscó qué de bueno podría salir de esta tragedia y canalizó todo lo que había aprendido sobre la fortaleza, la compasión y el perdón en una profesión en la cual pudiera ayudar a otros. "El accidente preparó el escenario para que yo me convirtiera en una persona completamente diferente, porque soy muy distinto de cuando ocurrió", dice. "Creí que había algo más grande en ello, y comencé a buscarlo. Hice que esta tragedia sirviera de algo". Gary se sintió obligado a hacer algo significativo con el cambio que había experimentado y comenzó a hablar en público sobre su experiencia. "Ahora viajo por todo el mundo, hablándoles a miles de personas sobre el perdón, el temor, la tristeza, la honestidad y la gratitud. Quiero que la gente ame a quien ve en el espejo, a pesar de lo que haya hecho o lo que pueda haberle sucedido en el pasado". Gary, quien ahora tiene cerca de sesenta y cinco años, habitualmente anima a su público a que introduzca cambios en sus propias vidas. "Lo que me ocurrió me ha dado la oportunidad de ayudar a miles de personas a enfrentar el dolor, la vergüenza y la soledad. También me ha dado la oportunidad de hablar sobre el poder de la verdad, la integridad y el carácter. No pasa un día sin que sienta el poder de aquel niñito a mi lado". Gary vive y respira la actitud mental de *Los primeros 30 días*.

Aunque parezca imposible creerlo cuando estamos en medio de una transición, el cambio en realidad está operando para encaminarte hacia algo importante en la siguiente fase de tu vida. El cambio puede ayudarte a entrar en contacto con una emoción que has estado reprimiendo. El cambio puede darte el impulso o la inspiración para perseguir finalmente un sueño o para cambiar tu estilo de vida —quizás mudarte, iniciar de nuevo relaciones sentimentales, dejar de fumar, perder peso o beber menos. Y el cambio puede abrirte los ojos a nuevas maneras de pensar y de sentir.

La vida es tu compañera

Cuando crees en la garantía del cambio, reconoces que el universo te está preparando para el éxito, no para el fracaso, y el cambio resulta más fácil. Puede que no parezca o no lo sientas así, pero el cambio no está aquí para herirte, enojarte o atacarte. Este cambio de perspectiva es uno de los más profundos cambios que puedes hacer en tu vida. Y lograrlo no es tan difícil como parece. Una vez que hayas hecho este ajuste, el mundo a tu alrededor podrá cambiar, pero estarás equipado con los recursos necesarios para confrontar cada nueva situación.

Cuando pasaba por un momento difícil a causa de la ruptura de una relación, alguien me dijo, "Imagina que estás en Las Vegas y puedes poner todo tu dinero en dos apuestas; o bien confías en que lo que sucede será mejor para ti o no confías. ¿A cuál quieres apostar?" Cualquiera que sea la situación, siempre hay mucho, mucho más que ganar al confiar.

Recientemente, James, un amigo mío muy apuesto, tuvo un grave accidente mientras esquiaba que destruyó el lado derecho de su cara. Sufrió múltiples fracturas, incluyendo dos en la cuenca de un ojo y dos en el pómulo. Los médicos le dijeron que sus huesos tardarían seis semanas en sanar y que no sabían cuál sería su apariencia después. Al escuchar estas noticias, el primer pensamiento de James fue, *Ese es el tiempo normal para la gente normal, que tiene pensamientos normales*, y le dijo al médico, "Gracias, pero lo haré en tres semanas". La determinación de James de sanar estaba relacionada con su creencia de que este cambio, aunque doloroso, traería, en última instancia, algo bueno a su vida. "Sabía que todo sucede por una razón, y me esforzaba por buscar en este caso el aspecto positivo, preguntándome qué querría la vida que aprendiera esta vez. Había estado dedicando muchísimo trabajo a un gran proyecto durante el último año, y había descuidado otras partes de mi vida. Supongo que esta fue una manera de desacelerarme y reflexionar sobre mi vida". A través de su constante sentido del humor —incluso bromeó en la ambulancia camino al hospital— y su alegre disposición, James acogió la garantía del cambio.

"El reto que enfrenta la mayor parte de las personas lesionadas es que al no hallar un significado positivo a su situación, comienzan a resentir su aflicción en lugar de verla como una oportunidad —una oportunidad de cambiar su ritmo de vida, de apreciar la salud que antes daban por sentada y de conocer a nuevas personas que los ayudarán en el camino", dice James. "Personalmente, el accidente que sufrí me dio también el tiempo y la perspectiva necesarios, en el hospital, de ver que la mujer con quien estaba en ese momento no era la persona con quien quería casarme, y me permitió pasar más tiempo con mi padre, quien no se encontraba bien". James salió del hospital con unos cuantos tornillos de hierro en la cara, y aún conservaba esa misma perspectiva.

> *Ten una gran fe en ti mismo —por cada onza de esfuerzo que hagas, tendrás una enorme cantidad de gracia apoyándote. La gracia está contigo en cada paso del camino en esta travesía.*
> *—Gurumayi Chidvilasananda*

Al igual que James, cuando paso por un cambio, especialmente por un cambio difícil, de inmediato comienzo a buscar lo bueno y, al hacerlo, propicio la llegada de algo positivo a mi vida. Lo que das regresará a ti. Sí, es importante tener paciencia: las cosas buenas que resultan de un cambio no siempre se revelan de inmediato. Pero la gente que cree que saldrán cosas buenas son aquellas a quienes les suceden. Cree que la única razón por la que ocurre un cambio es para mejorar tu vida, y tu vida será mejor.

A continuación ofrezco algunos ejemplos de mi propia vida que muestran que el cambio siempre trae algo bueno. (Recuerda que algunas de las cosas buenas pueden parecer insignificantes y sin importancia en un principio, pero así se comienza).

No ingresé a la universidad a la que quería ingresar, pero… *disfruté al máximo la universidad a la que sí ingresé. Sin duda era el lugar perfecto para mí, y hoy en día no lo lamento en absoluto.*

No pude contratar a la persona que quería contratar en la compañía donde trabajo, pero… *encontré a otra persona más adecuada para ese cargo en unas pocas semanas.*

Perdí el vuelo a casa en un viaje reciente, cuando realmente necesitaba regresar pronto, pero… *conocí a dos personas maravillosas en el aeropuerto, que se han convertido en buenos amigos.*

Me abandonó una persona con quien estaba realmente entusiasmada, pero… *pronto comprendí que no era la persona con quien quería estar a largo plazo.*

Mi compromiso no terminó en boda, pero… *ahora elijo hombres comprometidos con el desarrollo espiritual y personal, lo cual es esencial para mí.*

Durante los dos años que tardé en financiar mi empresa viví sin un salario, pero… *el ser paciente me llevó a los inversionistas perfectos y a las personas indicadas para ayudarme a hacer de la compañía una empresa mucho mejor.*

Perdí un negocio grande e importante, pero… *advertí que las personas que habrían de ser mis futuros socios no era gente en la que pudiera confiar realmente o siquiera con quien disfrutara trabajar.*

Me tomó algunos años perder unos kilos de más y finalmente estar satisfecha con mi apariencia, pero… *los kilos no han regre-*

*sado porque los perdí de una manera sana, comiendo adecuadamente
y haciendo ejercicio.*

No era atractiva o popular cuando era una adolescente,
pero… *hoy en día me relaciono con todo el mundo, sin importarme
su apariencia o cómo se sientan.*

Una vez experimenté un cambio financiero realmente difícil.
Durante la bonanza de Internet, invertí todos mis ahorros, dura-
mente ganados, en la bolsa, porque parecía que todo el mundo
estaba haciendo una fortuna. A la edad de veintiocho años, había ganado mucho más dinero del que esperaba y estaba feliz
con la idea de tener semejante seguridad económica. Luego mi
corredor de bolsa comenzó a hacer algunos negocios extremadamente riesgosos y, aun cuando mi intuición me decía todos
los días que algo andaba
mal, creí que él tenía la
experiencia de la que yo
carecía, así que le permití
continuar. El resultado

> **Los españoles tienen un
> maravilloso refrán, "No hay
> mal que por bien no venga".**

fue devastador. Perdí todo mi dinero en unas pocas semanas.
Era un dinero que había planeado utilizar más tarde en la vida
para comenzar un negocio, ayudar a mi madre, disfrutar de un
poco de libertad. Me castigué por no haber seguido mi intuición
acerca del corredor de bolsa y sus estrategias y me odié por haber sido irresponsable.

Me tomó algún tiempo considerar siquiera que algo bueno
saldría de este drama. Intenté recuperar el dinero y me esforcé
por perdonar, por no concentrarme en el pasado. Hoy en día,
puedo decir que soy mucho más inteligente respecto a las finanzas. Comprendo que el dinero no es un juego, siempre confío en
mi intuición y soy una buena inversionista. Y encontré el impulso para construir una empresa que, espero, realmente mar-

cará una diferencia en la vida de la gente. Como si eso no fuese suficiente garantía de cambio, conocí también a un maravilloso corredor de bolsa en una nueva firma, que ha sido como un hermano para mí, y pude perdonar a aquel que me hizo perder todo. En general, la experiencia me enseñó a confiar siempre en mi intuición, en que tengo la capacidad de enfrentar cualquier cosa que se me presente en la vida, y en que algo bueno siempre sale del cambio.

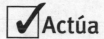Actúa

1. Ahora es tu turno de identificar los cambios difíciles por los que has pasado y lo bueno que haya resultado de ellos en última instancia. Si no puedes identificar nada bueno que haya resultado de ellos, escribe algo bueno que pudiera surgir en un futuro. (Piensa en esto, aun cuando no quieras).

2. Identifica los cambios con los que estás luchando ahora e imagina qué cosas buenas pueden resultar de ellos. Imagínate dentro de un año o dos, y el mejor resultado que pudiera salir de lo que te está ocurriendo en este momento. No hay nada malo o irrespetuoso en buscar algo positivo. Sanar no significa olvidar. Significa avanzar con lo que te ha sucedido. Recuerda, obtendrás aquello en lo que te concentras, así que cuanto más pronto te concentres en por qué algo puede ser bueno o en cómo puedes utilizar este cambio para hacer algo positivo, más pronto llegarás a convertir en realidad el objeto de tu concentración.

Cuando pasas por un cambio, ¿cuáles son las ventajas que la vida puede traerte? ¿Qué es lo bueno que puede salir de ese cambio?

- Nuevas posibilidades y nuevas opciones en un campo específico

- Nuevas personas en tu vida

- Darte cuenta de que eres fuerte y que puedes enfrentar cualquier cosa que la vida ponga en tu camino

- Una mayor adaptabilidad

- El fortalecimiento de tu fe

- Sanación (física y emocional)

- Aproximarte más a lo que realmente quieres de la vida

- Grandes lecciones y sabiduría

- Una nueva idea para seguir

- Una mayor conciencia

- Una mejor comprensión de quién eres realmente

- La realización de sueños y deseos

- Menos temor

El cambio no es una ecuación lógica

En ocasiones, lo bueno que resulta de un cambio no se relaciona en absoluto con aquello por lo que has pasado. Es posible que superes un rompimiento doloroso sólo para encontrar, algunos meses más tarde, que obtienes el empleo de tus sueños en otra ciudad. O, después de que la compañía donde trabajas se declara en bancarrota, encuentras el tiempo necesario para regresar a la universidad para prepararte para la carrera que siempre has deseado. O rechazan tu oferta para comprar una casa, pero unos pocos meses después conoces a alguien y te mudas a su apartamento. O estás camino a un tribunal de divorcios cuando escuchas por casualidad una conversación acerca de maravillosos datos sobre inversiones en la bolsa, que luego te permiten hacer una fortuna. Debes estar siempre atento a los cambios buenos, y no necesariamente en el ámbito de la vida en el que esperas hallarlos. Los optimistas saben que, con el tiempo y un poco de perspectiva, las piezas del rompecabezas siempre encajan, tienen sentido y traen algo positivo a su vida. Todas las cosas funcionan conjuntamente para el bien.

Esto ciertamente le ocurrió a Pam. Perdió a su padre cuando tenía sólo veintiséis años, y su muerte le brindó una experiencia directa de la garantía del cambio. Después del fallecimiento de su padre, Pam estaba devastada y enojada con el mundo. Sentía que nunca había

El mundo odia el cambio; sin embargo, es lo único que ha traído progresos.
—Charles Kettering

tenido la oportunidad de conocer realmente a su padre cuando era adulta y la entristecía enormemente que él no la viera casada. Sin embargo, en el funeral, conoció —por primera vez— a miembros de su familia que formaban parte del legado chino de su padre. Después de entrar en contacto con ellos, decidió ir en busca de aquella parte de sí misma que echaba de menos. Eventualmente encontró a su abuela en Beijing, y descubrió parientes en toda Asia a quienes nunca había conocido. Encontrar a estas personas y escuchar sus historias sobre su familia la hizo sentir íntegra otra vez, y allí se enamoró. Pam se sintió completa al integrar su parte occidental y su parte asiática, e incluso comenzó a usar su nombre chino, que nunca había usado de niña. Luego de regresar a casa, se casó con el hombre que había conocido en Asia.

El cambio no tiene que ser difícil para que se cumpla la garantía del cambio. Cualquier cambio que tengamos el valor de hacer o de enfrentar también traerá algo bueno.

Muchas investigaciones han demostrado que la gente que ha experimentado todo tipo de cambios siente que ha recibido algo a cambio:

- Reconoce su fortaleza;

- Puede enfrentar las dificultades;

- Tiene un mayor aprecio por la vida;

- Tiene un sentimiento más profundo de confianza en sí misma;

- Está preparada para aceptar lo que sucede;

- Reevalúa sus prioridades;

- Dedica más esfuerzo a sus relaciones;

- Siente más compasión;

- Cuenta más con la gente;

- Desarrolla nuevos intereses;

La medida de la salud mental es la disposición
a encontrar lo bueno en todas partes.
—Ralph Waldo Emerson

- Se siente más cercana a los demás;

- Está más dispuesta a expresar emociones;

- Tiene más fe.

La mentalidad del optimista: Piensa en la abundancia y haz espacio para lo nuevo

Cuando enfrentamos o contemplamos un cambio, estamos programados para pensar primero en la escasez. No habrá otro empleo, otro amante, más dinero, más felicidad, o no podremos dejar de fumar o romper con una relación abusiva. No recordamos que el universo es abundante: siempre llega más. Siempre nos dirigimos hacia algo mejor, seamos o no conscientes de ello. Vendrá una relación diferente, un empleo mejor, o una nueva oportunidad.

Los grandes hombres de éxito en el mundo han usado su imaginación... piensan anticipadamente y crean sus imágenes mentales con todo detalle, llenando aquí, agregando un poco allá, alterando esto un poco y lo otro un poco, pero construyendo constantemente, construyendo constantemente.
—Robert Collier

No te estoy pidiendo que cambies completamente tu forma de pensar de la noche a la mañana, pero intenta enfocarte en lo positivo en lugar de lo negativo por un tiempo. Ahora es el momento de activar tu imaginación y llenar el espacio vacío creado por el cambio con aquello que queremos de la vida. Una fuente anónima dijo, "La realidad puede derrotarse si se tiene suficiente imaginación".

Concéntrate en una visión positiva del cambio todos los días durante los siguientes 30 días. Visualiza las cosas buenas que quieres en la vida, imagínalas, dales forma y profundidad con imágenes y sentimientos.

Los cambios pueden ser como limpiar la casa, desempolvar las telarañas y cambiar los muebles de lugar: es necesario deshacerse de lo viejo para hacer espacio para lo nuevo. Todo este movimiento puede despertar sentimientos incómodos, pero estos son transitorios. Es posible que resulte difícil recordar esto cuando estamos profundamente inmersos en el cambio; podemos sentir que estos sentimientos difíciles son permanentes porque no podemos ver exactamente dónde terminarán. Así, cuando experimentamos una transición, haríamos bien en recordar que nada malo sucede sin que un beneficio igual o mayor resulte de ello. El poder proviene de creer en esto, incluso *antes* de saber qué es lo que nos deparará la vida. Jackie Kennedy creía que "un terrible invierno llevaría, de alguna manera, a una gloriosa primavera".

Pregúntate: *¿Qué es aquello de lo que me debo deshacer para hacer espacio para lo nuevo?* ¿Es un trabajo que odias? ¿Una persona que no es la adecuada para ti? ¿Una persona a quien debes perdonar? ¿Un sentimiento de culpabilidad o de ira que sientes hacia alguien? ¿Algún peso adicional que no permite que tu cuerpo esté sano? ¿Desorden en tu casa? ¿Un hábito perjudicial?

¿Qué se interpone en tu camino?

☑ Actúa

Escribe estas palabras: *Algo bueno saldrá de esta situación.* Pon esta frase en lugares clave en tu hogar y en tu sitio de trabajo. He puesto este recordatorio en mi refrigerador, al lado de mi cama y en la pantalla del computador. De esta manera, cuando recibo noticias preocupantes, escucho hablar de un cambio o advierto que algo va en una dirección diferente de la que esperaba, de inmediato veo esta frase. Ahora está grabada en mi cerebro.

Estas palabras me las dio mi amigo Ismail, de Uganda, un alma sabia. Aun cuando ahora vive y trabaja en Nueva York, pasó treinta años en África. En su comunidad nativa, es poco probable que la gente juzgue una situación de una manera que no sea buena. Creen que la vida está de su lado y siempre conspira para ayudarlos. Y eso es lo que piensa la gente del África Occidental —gente de quien pensaríamos que tiene derecho a estar enojada con la vida dadas las duras condiciones en las que vive con frecuencia.

Comprender el lenguaje de la vida

Tener fe en la garantía del cambio es parte esencial de lo que hace que alguien enfrente el cambio con facilidad, pero también te ayuda a ponerte en contacto con el ámbito invisible de las coincidencias, los signos y la sincronía que nos rodean. Esto te ayudará a sintonizarte mejor con los mensajes positivos que están ante tus ojos, mensajes que la vida quiere que adviertas. Incluso si piensas que es suerte aleatoria, coincidencia o simples tonterías, intenta cambiar de frecuencia por un momento o por un día, y mira ver si puedes reconocer las formas en que la vida intenta comunicarse contigo.

- Un amigo puede mencionar algo que te sugiera una idea.

- Puedes ver un anuncio que te habla directamente a ti.

- Una película o un programa de televisión pueden tener un significado especial para ti.

- Una canción en la radio puede recordarte a alguien.

- Un correo electrónico puede hacer que veas una conexión con aquello que estás experimentando.

Yo recibo signos todos los días. Recientemente necesitaba un taxi para ir a una reunión, y tres taxis se detuvieron a mi lado —algo casi imposible en la ciudad de Nueva York. Me sentí atraída hacia uno de ellos en particular, y cuando subí hallé el ejemplar de un artículo de *USA Today* dedicado al cambio en Estados Unidos. *Perfecto para alguien que está comprometida con construir una empresa para ayudar a la gente a enfrentar el cambio,* pensé. Mi primera reacción ahora es reír ante la perfección de todo: era un artículo importante para mí.

Otro amigo mío, Bart, experimentó el poder de la coincidencia cuando tomó la decisión de dejar su empleo seguro en una empresa para comenzar a producir y a escribir guiones, un sueño que había abrigado por años. Poco después de dejar su empleo, se encontró atrapado en sus antiguas creencias. Se decía continuamente a sí mismo, "No puedo escribir, no soy una persona creativa, soy un hombre de negocios", y se hizo desdichado a sí mismo durante casi un año. Pero luego comenzaron a aparecer signos que le indicaron la dirección correcta. "Me presentaron al socio adecuado, hallamos un increíble editor de guiones y comencé a advertir cómo todas estas personas ayudaban a armar el rompecabezas. Fue entonces cuando mi sueño se hizo realidad", dice. "No habría podido imaginar cuántas coincidencias me ayudarían en el camino, desde conocer gente que tenía éxito con su creatividad y seguir sus consejos, hasta encontrar apoyo financiero de manera sorpresiva. Todo comenzó al tomar el riesgo inicial de independizarme, pero las cosas realmente comenzaron a desarrollarse cuando me di cuenta de aquellas cosas que me ayudaban a mi alrededor y deseché mis inseguridades. Ahora tengo muchísimas ideas y oportunidades nuevas —ninguna de las cuales habría podido predecir tres años atrás".

Tantas personas se quejan de plegarias no escuchadas. Siempre estamos pidiendo ayuda para tomar decisiones o para pasar por un cambio cuando, en realidad, la vida está constantemente tratando de orientarnos.

Pero la vida habla su propio idioma, y no es aquel que nos enseñaron en la escuela. En lugar de esforzarse por comprender lo que nos está diciendo la vida, muchas personas prefieren desesperarse en lugar de darle una oportunidad al destino, aunque sea por un tiempo. Puedes ayudarte a atravesar un cambio buscando pistas para el misterio que se te presenta, para lo que viene, para lo que está a la vuelta de la esquina. ¿Qué cosa, clase, símbolo, libro o persona podría ayudarte a sobrellevar este cambio? Visualízate con antenas en la cabeza, sintonízate y comienza a despertar.

> *Cambia la forma en que ves las tormentas de tu vida.*
> *—Wayne Dyer*

La próxima vez que te veas cara a cara con un cambio, pregúntate, *¿Es esto una bofetada o podría ser una palmadita en la espalda?* La vida vela por tus mejores intereses, y lo único que te pide es que mires el otro lado de la moneda.

Cuando se dé un cambio —y se dará, ya lo sabes— enfréntalo con confianza y di sí a esta nueva fase de tu vida, incluso si

> *En medio de las idas y venidas mundanas, observa cómo los finales se convierten en comienzos.*
> —**Tao Te Ching,** *verso 16*

es la situación más difícil por la que has atravesado. Hacerlo no elimina ni minimiza la vida que has vivido hasta ahora. Hace de ti una persona que no tiene que permanecer en la oscuridad, que puede elegir avanzar hacia la luz, hacia la esperanza, hacia algo que pueda beneficiar su vida. El optimismo puede estar en el centro de todo lo que haces y de todo lo que te sucede, sin importar cuán difícil o inexplicable pueda ser ese cambio.

Los primeros 30 días: qué debes recordar

1. Confía en que hay un regalo para ti en este cambio y en que la vida está de tu lado. Pregúntate qué puede ser bueno en este cambio. Este tipo de pensamientos positivos te ayudará a aceptar con éxito el cambio.

2. En medio del cambio, acepta la incertidumbre de la época de transición. Permanece abierto al misterio de lo

que está a la vuelta de la esquina, y busca signos que te orienten en la dirección adecuada.

3. Las elecciones que haces crean cambios y determinan si estos serán fáciles o difíciles. Opta por pensar en la abundancia —a diferencia de la escasez. Opta por creer en la esperanza y el optimismo. Encuentra un aprecio por la vida y por ti mismo en los primeros 30 días, y esto hará más fácil tu trayecto a través del cambio.

3 El músculo del cambio

Eres más fuerte de lo que crees

Principio 3: Las personas que sobrellevan con éxito un cambio saben que son flexibles, fuertes y capaces de enfrentar cualquier cosa.

Eres mucho más fuerte, mucho más inteligente y mucho más intuitivo de lo que te han dicho. Eres flexible y poderoso. Una vez que te des cuenta de esto y lo creas verdaderamente, podrás enfrentar cualquier cambio —incluso el más difícil que puedas imaginar.

Aun cuando no podemos negar que el cambio es difícil, todos tenemos la capacidad de superarlo. Hay algo dentro de todo ser humano que lo apoya y lo mantiene con vida y avanzando. Nacemos con la voluntad de sobrevivir, la voluntad de mejorar a pesar de todo y la voluntad de ser felices y de sentirnos bien otra vez. He llegado a referirme a esto como el *músculo del cambio*. El músculo del cambio es nuestro derecho de nacimiento —está ahí para usarlo cuando lo necesitemos. Es una fuerza que se encuentra en nuestro ADN y que se nutre de todos los cambios por los que hayamos pasado —los grandes cambios, los cambios pequeños, los cambios inesperados y los cambios que hemos iniciado. Si has olvidado tu músculo del cambio, o todavía no lo has reconocido, salúdalo hoy.

En muchas ocasiones el cambio mismo no es el verdadero problema. Más bien, nos sentimos frustrados cuando no podemos encontrarle sentido a nuestra nueva situación, cuando nos desconectamos de nuestro lado espiritual o cuando luchamos contra la baja autoestima, el temor o una falta general de confianza en el futuro. La impaciencia y el anhelo de la certidumbre se atraviesan también en el proceso natural del cambio. Pero nuestro músculo del cambio está ahí para ayudarnos a adaptarnos y a realizar las acciones necesarias para sobrellevar el mismo.

Todos conocemos a alguien que ha pasado por un asombroso cambio de vida. Es posible que hayamos admirado su capacidad de mantenerse fuerte frente a una gran adversidad, pero lo que nos impresionó en realidad fue la forma magnífica en que esta persona activó su músculo del cambio —pidiendo al cuerpo, a la mente y al alma toda la fuerza y el

> *Todos somos peregrinos en el mismo camino... pero algunos peregrinos tienen mejores mapas.*
> *—Nelson De Mille*

valor necesarios para sobrellevar el mismo. Es posible que esta persona haya dejado una adicción, abandonado una relación abusiva, perdido a su pareja, se haya sobrepuesto a un terrible accidente o haya criado a un niño discapacitado. Piensa en personas que conoces que se ajustan a esta imagen. Si puedes, llama a una o dos de ellas, reconoce su enplenteza y el cambio por el que han pasado, y pregúntales cómo lo consiguieron.

En realidad, todos tenemos esta capacidad. Cualquiera que sea el cambio que se nos presente, podemos activar aquella parte de nosotros que es increíblemente fuerte y que nos ayudará a alejarnos del sufrimiento para encaminarnos hacia un futuro mejor.

Nunca se sabe cuándo tendrás que activar el músculo del cambio, pero debes saber que siempre está ahí. Para que el cambio sea más fácil, debes familiarizarte con él immediatamente. El solo hecho de reconocer que existe esta parte de ti es el primer paso para construir un núcleo de fuerza que te ayudará a superar cualquier cambio en la vida.

Yo activé mi músculo del cambio cuando buscaba lo que realmente quería hacer con mi vida. A los veinte años, saltaba de un empleo a otro, pasando cerca de dos años en cada uno. Ensayé toda clase de cosas: negocios, música, televisión, internet, una fundación sin fines de lucro, e incluso regresé a la universidad y obtuve una maestría en administración de empresas. Ocupé altos cargos cuando era muy joven, pero había trepado por la escalera equivocada, o bien me apoyaba sobre la pared equivocada. Envidiaba a la gente que parecía estar viviendo su sueño. La miraba y pensaba, *¡Cielos! Realmente saben qué les fascina y han tenido el valor de hacerlo.* Aguardaba el día en que mi vocación finalmente me "golpeara".

Aun cuando había logrado bastante a los ojos del mundo, no era feliz. Quería hacer algo que marcara una diferencia en el mundo. Quería sentirme libre, creativa e involucrada en algo que amara. Así, después de mucho pensar, inicié el viaje para decirles a mis amigos, a mi familia y a mí misma, que aquella vida, en apariencia perfecta, que estaba viviendo, no era verdaderamente adecuada para mí. Tuve que deshacer años de aprendizaje para ver otro camino, otra definición del éxito. Aprendí que, en ocasiones, necesitamos permitirnos hacer algo diferente, algo inesperado, algo que puede ser juzgado desfavorablemente —incluso por las personas que amamos. Aprender estas cosas desempeñó un papel fundamental en el fortalecimiento de mi músculo del cambio.

Me obligué a realizar algunos cambios bastante importantes. Primero, abandoné la seguridad, el prestigio —y el salario— de un importante cargo corporativo y me tomé un tiempo. Luego me tomó varios años comenzar mi negocio. Crear tu propia empresa puede sonar seductor pero, para mí, la realidad significó un gran cambio en la forma en que vivía. Uno de los cambios más difíciles fue adaptarme a no tener un salario —ninguno, nada, cero. Sabía que esto sería parte natural del proceso de dejar un empleo corporativo de tiempo completo, pero no era consciente de cuánto dependía de un ingreso estable —dependía de ello, no sólo financiera, sino también psicológica y emocionalmente— como también de las elegantes tarjetas de presentación y de los colegas. Al igual que muchas otras personas, pronto advertí que un flujo confiable de dinero en el banco me hacía sentir confiada y segura.

Muy pronto descubrí que construir una empresa no era nada fácil. Encontré inversionistas, pero se retiraban antes de firmar el trato. Contraté empleados, pero pronto descubriría que no eran adecuados para la

> *Adquieres fortaleza, valor y confianza con cada experiencia en la que realmente te detienes a mirar al miedo a la cara.*
> *—Eleanor Roosevelt*

compañía. Y elegí San Francisco como la ubicación ideal, pero pronto decidí, tres semanas más tarde, mudarme de regreso a Nueva York, porque era allí donde necesitaba estar.

Mientras trabajaba para conseguir mi meta, todos mis *demonios del cambio*, como me agrada llamarlos —el temor, la duda, la recriminación, la impaciencia, la culpabilidad y la vergüenza— me sorprendieron con su implacable determinación de hacerme sentir perdida e inestable. Me preguntaba si haber abandonado mi empleo había sido la decisión correcta y dudaba de mi capacidad de hacer despegar mi compañía. Me sentía avergonzada de no poderlo hacer más rápido. Me comparaba con otras personas que habían hecho mejor las cosas y me sentía estresada cada vez que alguien me preguntaba cómo iba la empresa: equiparaba su éxito con mi valor como persona.

Todas las personas cercanas a mí se apresuraban a darme consejos. Amigos, colegas y parientes me decían qué debía —y qué no debía— hacer. Algunos me aconsejaron que renunciara a este proyecto y regresara a la vida corporativa, otros sugirieron que cambiara la orientación de la empresa o que me fusionara con otra compañía. ¡Otros me dijeron que regresara a Europa! En ocasiones los escuchaba, pero en los momentos de más duda y desesperación, veía que yo era la única persona que podía mejorar esta situación, junto con algo que había dentro de mí, mi espíritu. Recordé todos los cambios difíciles por los que había pasado de niña, de adolescente y de adulta y, mientras los enumeraba, me di cuenta que siempre había podido arreglármelas, había sobrevivido y, en ocasiones, incluso había prosperado durante el cambio. La vida nunca me había abandonado realmente. Siempre había recibido ayuda, de una manera u otra, y sabía que tenía el poder de sobrellevar este cambio y pasar a la siguiente fase de mi vida. Mi intuición, orientación y creencias espirituales me decían que continuara. Creía que era más fuerte que este cambio y que no importaba lo que pensaran otros de mí, ni cuánto tiempo me tomaría tener éxito. Con un músculo del cambio fuerte, sabía que siempre estaría bien.

Conocer tu músculo del cambio

Durante los cambios, la mayoría de nosotros se siente débil e incapaz. No nos han dicho que podemos superar las cosas, así que suponemos, automáticamente, que no podemos hacerlo. Pero yo estoy aquí para recordarles a ustedes que son mucho más fuertes de lo que imaginan. Ya han pasado por muchos más cambios de los que creen, y han ayudado a cientos de personas a sobrellevar el cambio sencillamente siendo su amigo. Han estado ejercitando el músculo del cambio durante toda su vida. Este músculo no tiene nada que ver con qué tan viejos, educados o fuertes seamos; existe en todos nosotros. El músculo del cambio es el reconocimiento de nuestra fuerza —decirnos a nosotros mismos, *Sé que puedo superar esto.*

El músculo del cambio es aquella parte de nosotros que se activa cuando tenemos el valor de iniciar un cambio o de sobrellevar un cambio que la vida nos presente. Es aquella parte de nosotros que nos dice que estaremos bien, que lo superaremos. Mientras sigamos en pie, sigamos respirando y funcionando después de un cambio, hemos utilizado nuestro músculo del cambio.

Los optimistas del cambio no pierden tiempo pensando que la vida es injusta y que no hay nada que puedan hacer cuando se presenta un cambio. Más bien, dicen, *La vida me ha dado mi cuota de cambios, ni más ni menos que a mi vecino, y siempre hay algo que puedo hacer para ayudarme. Voy a participar en mi propio rescate.* Como seres humanos, nacemos increíblemente fuertes y resistentes. Desde el comienzo de los tiempos, la gente ha sobrevivido a las guerras, a los desastres naturales, a las hambrunas y a la enfermedad. Recurrir a esta fuerza significa usar el músculo del cambio.

Como cualquier otro músculo, el músculo del cambio se fortalece con su uso constante. Cada vez que enfrentamos un cambio y lo superamos, estamos activando esta parte de nosotros. Y, una vez que se activa, este músculo se fortalece para toda la vida. Nunca podemos perder todo lo que hemos ganado de los cambios pasados. Y en cuanto más reconocemos y utilizamos este músculo, recordando que tenemos el poder de superar cualquier cosa, más nos servirá. Pronto nos sentiremos más cómodos con el cambio, aceptando que inevitablemente vendrá. Y cuando este llega, no pondremo en duda nuestra capacidad de sobrellevarlo.

Cuando experimentamos cambios —grandes o pequeños— tendemos a olvidar una serie de verdades fundamentales. Olvidamos lo poderoso que somos; la fuente de nuestra verdadera valía y autoestima, nuestras fortalezas, talentos y dones, nuestra intuición y guía interior —incluso nuestros amigos y nuestra fe. Cuando ejercitamos el músculo del cambio, estamos recurriendo a estos recursos. Recordemos que un músculo es algo que nos da fuerza. Lo mismo sucede con el músculo del cambio: está ahí para darnos fuerza cuando más la necesitamos.

Cómo funciona el músculo del cambio

El músculo del cambio tiene memoria

Reflexionar sobre cómo has sobrellevado cambios anteriores te ayudará a sobrellevar el cambio ahora. Cuando estabas atravesando por un cambio importante —quizás perdiste tu empleo, te mudaste al otro lado del país, o terminaste una relación— ¿qué hiciste para facilitar la transición? ¿Buscaste ayuda en un amigo o en un grupo de apoyo? ¿Meditaste o rezaste? Muchas veces la gente olvida todo lo que ha aprendido de un cambio, pero es importante seguir el hilo de todo lo que has ganado para poder aplicarlo al próximo cambio. Muchas de las cosas que hiciste durante un cambio en el pasado pueden ser utilizadas para sobrellevar los cambios que estás experimentando ahora. Esto es usar tu músculo del cambio.

Al ser más consciente de los cambios por los que has pasado, no sólo reconocerás que los has sobrellavado con éxito, sino que también serás más consciente de quién eres interiormente. Y, al hacerlo, descubrirás con qué

Nuestra mayor gloria consiste no en nunca fracasar, sino en levantarnos cada vez que caemos.
—Oliver Goldsmith

puedes contar, qué te ha ayudado antes. No es una ciencia exacta, pero llegarás a ver que has pasado por muchos cambios antes y que siempre hallaste la fuerza y las respuestas que necesitabas. Es posible que estés experimentando cambios completamente nuevos, pero no estás usando recursos completamente nuevos.

El músculo del cambio siempre está presente

El músculo del cambio está siempre presente, pero en ocasiones es necesario que lo actives a la fuerza, recordando tu fortaleza y negándote a ser una víctima y a buscar excusas. Durante momentos difíciles, es posible que recurras a otros medios para

Momentos Kili

Cuando no hemos pasado por un cambio durante algún tiempo o no hemos ejercitado nuestro músculo del cambio por nuestra propia voluntad, nos sentimos debilitados por el cambio. El cambio se hace más fácil a medida que lo vivimos. Nuestra mente y nuestro cuerpo recuerdan cada vez que experimentamos un cambio; sabemos que no nos mató y, si dedicamos un tiempo a mirar hacia atrás, veremos que algo positivo eventualmente resultó de él. También nos daremos cuenta de que hemos sobrellevado un cambio importante que creímos no poder superar. Recordar ese momento nos da la fortaleza para sobrellevar cualquier cambio nuevo que se nos presente. Llamo a estos momentos *Momentos Kili*.

Mi Momento Kili llegó cuando estaba a dieciocho mil pies de altura en el Monte Kilimanjaro, a sólo una noche de llegar a la cumbre. Cuando mi amigo abandonó el viaje a último momento, decidí escalar sola, con un guía que apenas hablaba inglés; estaba enfrentando oleadas intensas de soledad y de dolor físico.

La escalada nos había tomado seis días y había sido increíblemente fría y húmeda y, en aquel momento —me habían dado una carpa defectuosa— no estaba segura de lograrlo. Pensé, *Debe haber algo que pueda hacer. Soy más fuerte que estas circunstancias*. Cerca de las once de la noche, completamente congelada, revisé todo el campamento de base en busca de una solución. Pronto vi una fuerte carpa color naranja y desperté a su dueño. Ahora me doy cuenta de lo absurdo que debió sonar lo que dije, pero le dije a este desconocido —un adorable australiano— que necesitaba meterme en su saco de dormir para calentarme. Estoy segura que pensó que yo estaba sufriendo de privación de oxígeno, pero abrió su saco de dormir y me permitió introducirme en él de todas maneras. Habían sido necesarios dieciocho mil pies de altura y cinco días para que me dijera a mí misma, *Ariane, siempre hay una manera de sobrevivir, siempre puedes hacer algo y, en este caso, tendrás que pedir ayuda.* Al día siguiente, mi nuevo amigo y yo llegamos juntos a la cumbre. Allí, en lo alto de esta majestuosa montaña africana, pensé en una cosa: cuando las cosas se ponen difíciles para mí —bien sean las dificultades de crear una nueva empresa o reponerme de una pena de amor— siempre recordaré este momento, mi *Momento Kili*, y sabré que tengo la fuerza necesaria para superar cualquier cosa. Finalmente me había convertido en mi mejor amiga. Sólo tú sabes lo difícil que fue tu Momento Kili, y cuánta fuerza necesitaste para superarlo. No dejes que el paso del tiempo minimice la importancia de estos momentos.

Todos los optimistas del cambio tienen un Momento Kili. ¿Cuál es el tuyo? Podría ser cuando fuiste matoneado en la escuela elemental, o cuando miraste la muerte o la enfermedad a la cara. Quizás tuviste un bebé prematuro que casi muere o ayudaste a uno de tus padres con la enfermedad de Alzheimer. Encuentra tu Momento Kili —una experiencia que te llevó al límite— y luego pregúntate qué te enseñó acerca de ti mismo. Los Momentos Kili son recursos invaluables para cambios futuros.

sobrellevar los cambios que se te presentan. Puedes recurrir a la comida, el sexo, el alcohol o la televisión. Asegúrate de dedicar un momento todos los días a conectarte con tu músculo del cambio, aquella parte de ti que es la más fuerte y que siempre ha estado allí para ti. Háblale, escúchalo y no olvides cuán capaz eres realmente.

El efecto de apilamiento

Tu músculo del cambio está contigo desde tu nacimiento, y nunca te abandona. De hecho, sólo se fortalece a medida que pasas por más cambios. Este es el efecto de apilamiento. Todo cambio por el que hayas pasado, sin importar lo pequeño e insignificante que pueda parecer, se desarrolla y te ayuda a prepararte para cualquier cosa que venga después en la vida. Mucha gente se aproxima al cambio sintiéndose completamente inerme, poco preparada, vulnerable y expuesta. Pero tienes las herramientas para sobrellevar este cambio. Lo has hecho antes y puedes hacerlo de nuevo. No pases por alto los cambios por los que has pasado. Disfruta del crédito que te mereces. El éxito en tus cambios y experiencias anteriores debe ser tu máxima motivación.

> *Lo que quedó en el pasado y lo que nos espera en el futuro son cosas insignificantes comparadas con lo que está dentro de nosotros.*
> *—Henry David Thoreau*

Tu músculo del cambio fue hecho a tu medida

Tu músculo del cambio es perfecto para ti. Puedes buscar a un amigo y pensar que él tiene una mejor comprensión que tú de lo que se puede hacer durante un cambio, pero la verdad es que si compararan "hojas de vida del cambio", verás que has pasado por muchos cambios que esta otra persona nunca ha experimentado, o vice versa. No pierdas energía valiosa deseando lo que tiene otra persona. Tú eres igualmente capaz y tienes la misma valentía y capacidad para tomar riesgos que los demás.

Eres una persona poderosa y ha llegado el momento de que uses tu poder para dirigirte a donde quieras ir. Naciste con tu propio y único sistema de orientación, tu propia intuición, y tu propia capacidad para decidir y pensar qué quieres. Tienes el músculo del cambio hecho a tu medida.

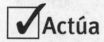

Actúa

¿Qué tan fuerte es tu músculo del cambio?

Lee la lista que aparece a continuación y señala los puntos que crees que ya has puesto en práctica.

Mi músculo del cambio se fortalece cuando yo

- ❏ Me mantengo físicamente sano, activo y en buena forma;

- ❏ Me alimento bien (como cualquier otro músculo, el músculo del cambio necesita buena comida y buen combustible);

- ❏ Conservo el optimismo y la esperanza, y me concentro en las cosas positivas;

- ❏ Tomo conciencia de mi sistema de creencias y del lenguaje que utilizo;

- ❏ Perdono, soy agradecido y honesto;

❑ Creo en mí mismo, en mi capacidad para cambiar y en las posibilidades que me brinda la vida;

❑ Siento dolor por cualquier pena o pérdida relacionada con un cambio (lo expreso llorando, escribiendo, desahogándome);

❑ Tomo decisiones firmes —mantengo la claridad y la concentración;

❑ Creo que algo superior —algún poder más grande— está de mi lado, trabajando a mi favor, dándome incluso más fuerza de la que puedo reunir;

❑ Me doy cuenta de la realidad y acepto el cambio al reconocer lo que ha ocurrido y qué acciones debo realizar para avanzar a la fase siguiente de mi vida.

Mi músculo del cambio se debilita cuando yo

❑ Me siento abrumado por los demonios del cambio —el temor, la culpabilidad, la vergüenza, la duda, la impaciencia— así como por la ira o por cualquier otra emoción que me debilita y que puede presentarse durante un cambio;

❑ Me critico a mí mismo, creando una separación inmediata de mi fuente interior de fuerza;

❑ Me cierro mentalmente —no tengo la capacidad de ver otras opciones o posibilidades;

❑ Me niego a confiar en que algo bueno resultará de un cambio;

❑ Me comparo con otras personas;

❑ Actúo de acuerdo con lo que la tribu espera de mí, sin activar mi poder personal y mi libre albedrío;

❏ Me aíslo de fuentes de ayuda o apoyo;

❏ Sucumbo a la necesidad de saber qué pasará luego, forzando respuestas y deseando que todo ocurra de inmediato, en lugar de permitir que la vida se desenvuelva a su propio ritmo;

❏ No confío en mi intuición;

❏ Soy una víctima; no asumo la responsabilidad de mi propia vida;

❏ Insisto en tener razón en lugar reflexionar sobre lo que me brinda la vida;

❏ Me aíslo de mi ser superior;

❏ Utilizo demasiada energía deteniéndome en el pasado o imaginando escenarios futuros negativos.

Entonces, ¿estás haciendo más por fortalecer o por debilitar tu músculo del cambio?

En 2003, Peter ejercitó su músculo del cambio de una manera inesperada cuando compitió en la Marathon des Sables, en la cual los participantes corren al menos una maratón todos los días durante siete días en uno de los terrenos más inhóspitos e implacables del mundo, el Desierto del Sahara. Al cuarto día de la carrera, Peter se despertó sintiéndose mal debido a algo que había comido, y se sintió prácticamente incapaz de correr durante las primeras cuatro horas del día. Se arrastraba lentamente, luchando contra intensos calambres estomacales, espasmos musculares y un grave agotamiento, y para las ocho de la noche, apenas había avanzado 30 millas. Al advertir que aún le faltaban 20 millas por correr y al evaluar su maltratado cuerpo, Peter se deshizo de su morral, que pesaba cuarenta libras, y comenzó a buscar la señal de socorro que llamaría a un helicóptero para sacarlo de la carrera. "Pero mientras buscaba en mi morral —congelado, hambriento y agotado— sucedió algo increíble. Un hombre coreano, ciego, de más de sesenta años, pasó corriendo a mi lado, atado por la muñeca a su guía. En medio de este enorme desierto, era la cosa más extraordinaria que había visto en mi vida. Lo único que pude pensar fue que si aquel hombre podía hacerlo —incapaz de encontrar solaz en la majestuosidad del paisaje, incapaz de calibrar sus pisadas en el suelo rocoso e irregular, e incluso incapaz de encontrar solaz en las miradas de aliento de los otros competidores— yo también podía hacerlo", dice.

Súbitamente, Peter sintió que una oleada de energía invadía su cuerpo y, al mismo tiempo, el ardiente deseo de saber qué le daba a aquel hombre la fuerza, la visión y la motivación de afrontar semejante reto físico. Pero, para saberlo, ¡debía alcanzarlo primero! Se levantó, comenzó a correr y encontró que esta vez lo hacía sin esfuerzo. Cuando alcanzó al coreano, Peter descubrió, a través de su traductor, que el hermano de aquel hombre había muerto de cáncer años atrás y que cada año corría aquella maratón para conseguir dinero para el hospital donde habían cuidado de él. Su pasión le daba el valor de inscribirse, competir y terminar una de las carreras más difíciles del mundo. Eso era todo lo que Peter necesitaba oír. Corrió las 20 millas que faltaban de ese día, corrió las 26,2 millas que faltaban de la maratón, y terminó la carrera al día siguiente.

"Fue la lección más grande de mi vida que me hizo comprender una verdad importante y universal: tenemos mucho más dentro de nosotros de lo que creemos. El cuerpo y la mente son tan fuertes, y la llave para liberar nuestro potencial no es nada que podamos ver o encontrar en el mundo físico. Es algo que sucede en el ámbito invisible del pensamiento y el impulso, algo más grande a lo que recurrimos para que nos ayude a lograr nuestras metas. Encontré un músculo dentro de mí que no sabía que tenía".

Los cambios más difíciles son a menudo los mejores

En el proceso de construir mi compañía, tuve el privilegio de entrevistar a cientos de personas, y siempre les hacía algunas *preguntas de identificación*. Una de ellas es, "¿Cuál es el mejor cambio que ha hecho o ha tenido que enfrentar, un cambio que realmente haya cambiado su vida?"

Otro músculo

Así como tenemos un músculo del cambio, también tenemos un *músculo de desprendimiento*. Es algo que nos permite dejar ir a una persona, un lugar, una cosa o una situación. Cuando nos casamos, dejamos ir nuestros años de solteros y, cuando nos mudamos a otro lugar, dejamos ir la vida que teníamos en el antiguo lugar. Todo cambio implica, hasta cierto punto, una pérdida. Podemos fortalecer el músculo de desprendimiento antes de enfrentar grandes cambios en la vida. Practica dejar ir un objeto que realmente ames —tu tazón predilecto, un par de pantalones, una joya que atesoras. En cuando más dejas ir las cosas, más fuerte estará este músculo cuando más lo necesites. Dejar ir nos permite hacer espacio para cosas más importantes que nos aguardan.

Cuando comencé a hacer estas preguntas, supuse que la gente me hablaría de casarse, tener un bebé, adquirir su primera vivienda u obtener el empleo de sus sueños. No obstante, esto rara vez sucedía. No sólo no mencionaban estos cambios maravillosamente positivos; lo que la gente consideraba su "mejor" cambio era con frecuencia el cambio más duro y difícil que había enfrentado —que había resultado ser el mejor entrenador de su músculo del cambio. Era como si les hubiera formulado una pregunta diferente y les hubiera preguntado cuál había sido su peor cambio. Mencionaron divorciarse, dejar el alcohol, recibir un diagnóstico de cáncer, perder a un ser querido, ser despedido del empleo a los cincuenta años, ¡incluso la bancarrota!

Hasta el día de hoy, aguardo con ilusión el momento de hacer esta sencilla pregunta a diferentes personas porque sé que casi siempre me hablarán acerca de un cambio que requirió mucho valor, una gran fe y un gran uso del músculo del cambio. Pregúntate, *¿Cuál es el mejor cambio que he hecho o he tenido que enfrentar?*

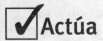

Actúa

Crea tu currículo del cambio

Este ejercicio es parte importante de la experiencia de *Los primeros 30 días*. Dedica diez minutos a revisar tu historia de cambios, y pronto verás que eres más fuerte de lo que habrías podido imaginar. Saber que ya has cambiado y que has sobrevivido al cambio —y las cosas que te ayudaron durante esos momentos— te ayudará a enfrentar cambios futuros con facilidad.

1. Para comenzar, enumera todos los cambios importantes por los que hayas pasado. Estos pueden ser tan obvios como

cambiar de escuela o perder tu virginidad, o tan graves como superar un desorden alimenticio o experimentar la pérdida de un ser querido. Comienza por tu niñez y avanza hacia la edad adulta. Recuerda que no es necesario haber escalado una montaña, corrido por el desierto ni haber sobrevivido a una enfermedad terminal para tener un músculo del cambio fuerte. Divide los cambios en dos grupos: aquellos que se te presentaron y aquellos que tú mismo iniciaste.

La gente tiende a creer que el cambio se refiere únicamente a la muerte, el divorcio, el matrimonio y el nacimiento, pero hay cientos de cambios diferentes que se pasan por alto. Es posible que hayas asistido a la universidad, te hayas graduado, hayas encontrado un empleo y conseguido un lugar para vivir. O quizás te hiciste un tatuaje, cambiaste de corte de pelo, te mudaste a otro lugar del país. También es posible que hayas encontrado el valor necesario para perdonar a tu padre o disculparte con tu madre. O puedes haber perdido un empleo, una mascota o la amistad de alguien. Todos estos son cambios válidos de tu vida. Cada uno conlleva sabiduría y orientaciones que pueden ayudarte a sobrellevar un cambio en la actualidad.

Cuando redactes tu currículo, no olvides los cambios positivos —los cambios que nos animan activan también tu músculo del cambio— y, especialmente, los cambios que no quieres que nadie conozca. (Después de todo, este currículo es únicamente para ti). Hay algunos cambios que son muy visibles, que constituyen una parte externa de tu identidad, pero es importante reconocer también los cambios que ocultas en espacios oscuros, los cambios de los que te avergüenzas, porque son a menudo aquellos que mejor ejercitan tu músculo del cambio.

2. Debajo de cada cambio, enumera las cosas buenas que eventualmente resultaron de él: quizás el perder a un ser querido te dio la inspiración y el valor necesarios para cambiar de empleo o para buscar la realización de un sueño. Escribe lo que has aprendido acerca de ti mismo durante el cambio.

3. Selecciona tres o cuatro de los cambios más difíciles por los que has pasado. Pregúntate qué hiciste durante cada cambio que te ayudara a sobrellevarlo. ¿Qué creencias desarrollaste? ¿Cómo superaste tus temores? ¿Qué información sacaste de la experiencia? Quizás descubriste que necesitas pasar algunas semanas lamentando el cambio antes de tratar de avanzar, o quizás descubriste que el sólo hecho de hablar con un buen amigo te alivió de gran parte de tus dudas y temores.

4. Ahora, sabiendo qué es lo que te ayuda específicamente durante un cambio, pregúntate cómo puedes usar deliberadamente tu músculo del cambio para sobrellevar el cambio que estás experimentando actualmente, ¿Cuál es el siguiente paso que debes dar?

5. Date crédito por el arduo trabajo que has realizado. ¡Ya estás fortaleciendo tu músculo del cambio!

Un ejemplo: el currículo de cambios de Anne Marie

Cambios que he iniciё yo

Le pedí perdón a mi padre.

Dejé de fumar.

Abandoné un cargo corporativo para trabajar de manera independiente.

Me hice vegetariana.

Corrí una maratón.

Me hice un aborto.

Cambios que me presentó la vida

Mi hermano se suicidó.

Mi mejor amiga murió inesperadamente.

Quedé embarazada dos veces sin desearlo.

Mis padres se separaron.

Cosas buenas que resultaron de estos cambios

Agradezco todos los días estar viva y ser libre.

Ahora tengo una vida que he creado en mis propios términos.

Tengo una salud maravillosa.

Me siento mucho más cercana a mis padres.

Me capacité como entrenadora de vida para poder ayudar a la gente a sobrellevar cambios difíciles.

Ahora vivo en un lugar que adoro.

Estrategias personales y creencias que me ayudaron a sobrellevar el cambio

Creía que todo saldría bien.

Me concentraba en cada día.

Pedí ayuda y realmente me apoyé en mis amigos.

Lloré.

Llevé un diario.

Me alimenté bien y dormí bien.

Comencé a trotar.

Recé.

Confié en mí más que en cualquier otra persona.

Decidí no ser una víctima ni culpar a nadie.

Permití que mi vida se desenvolviera y renuncié al control.

Me concentré en las pequeñas acciones que podía realizar para mejorar la situación.

A los treinta y dos años, a Ally le diagnosticaron un tumor cerebral, lo cual la puso en el camino más directo para conocer su músculo del cambio. Se sometió a dos operaciones, a varios viajes a salas de emergencia, a semanas enteras en la unidad de cuidados intensivos y otras semanas en cuarentena. Le raparon el cráneo, quemaron su piel —una dramática reacción a un fuerte antibiótico— y vivirá el resto de sus días con un hueco en la cabeza. Pero esta experiencia la llevó a ver las cosas buenas que pueden resultar de un cambio —la garantía del cambio— mientras que ejercitaba a la vez su músculo del cambio. "A lo largo del proceso, me sentía más fuerte a medida que pasaban los días. Pero, más que eso, cada día me sentía más inteligente. Tomé las cosas con calma. Veía las cosas con más claridad. Respiraba profundamente. Aprendí a ser amorosa y amable otra vez y a tomar las cosas con ligereza. Agradezco esta experiencia. Nunca había valorado mi vida hasta cuando casi la pierdo; por esta razón hallé un nuevo aprecio por todos y por todo", dice. "Mi vida nunca será igual. Sólo será mejor. Han transcurrido trece años desde aquel verano y no pasa un día sin que recuerde por lo que he pasado. Pero el resultado final fue encontrar en mí a una persona más fuerte, que se siente capaz de superar cualquier obstáculo". (Ally trabaja ahora en mi empresa).

Cómo los cambios positivos fortalecen tu músculo del cambio

Hasta algo positivo, como salir de una deuda, puede fortalecer tu músculo del cambio. Una vez que has superado el cambio, puedes ver que, al saldar tus deudas, has aceptado el hecho de tener problemas financieros, lo cual te permitió avanzar en lugar de quedar atrapado en el mismo lugar. Cuando aceptas la realidad en que te encuentras y miras con claridad hacia donde quieres estar en el futuro, activas tu músculo del cambio aun más rápido.

Sólo tú sabes qué tan difícil es este cambio para ti hoy día, o ha sido, o será, y sólo tú sabes cuánto tienes, has tenido o tendrás que activar tu músculo del cambio para superarlo. Cuando te sientas atrapado o abrumado, recurre a la parte de ti que es intocable, serena, y que sabe qué hacer para sobrevivir. El músculo del cambio es una herramienta que siempre forma parte de ti. Es algo que nos permite aumentar nuestra autoestima, un amigo constante y una fuente inagotable de fortaleza. Como lo dice Wayne Dyer en *Change Your Thoughts, Change Your Life,* "Debes comprender lo grandioso que hay en ti". La grandeza no se encuentra en una relación o en una cuenta bancaria; se encuentra dentro de ti. No es fácil introducir grandes cambios y activar el músculo del cambio, pero te resultará más fácil cada vez que lo haces.

Cuando te sientas debilitado o perturbado por un cambio, recuerda tu músculo. Ahora que sabes que existe, no apartes de ti tu grandeza y tu fuerza interior; están allí para facilitarte el cambio.

Los primeros 30 días: qué debes recordar

- Eres mucho más fuerte, más resistente, más intuitivo y más ingenioso de lo que crees.

- Naciste con un músculo del cambio —la capacidad innata de sobrellevar un cambio. No te sentirás débil si recuerdas lo fuerte que eres.

- Tu músculo del cambio recuerda todos los cambios por los que has pasado y todas las lecciones que has aprendido, y te ayudará a sobrellevar este. Los cambios que has experimentado en el pasado te ayudarán a adaptarte a todo tipo de cambios en el futuro.

Es posible que lo que me sucede me cambie, pero me niego a que me reduzca.
—Maya Angelou

Los demonios del cambio

Cómo reconocer las emociones
negativas y superarlas

Principio 4: Las personas que sobrellevan con éxito un cambio saben que las emociones negativas que sienten no las detendrán, sino que las guiarán hacia emociones positivas que las ayudarán a sentirse mejor.

Las emociones negativas pueden estancarnos, haciendo más difícil el cambio, mientras que las positivas pueden ayudarnos a superar el cambio de una manera más sencilla, más rápida y más consciente.

A todos nos gustaría realizar algún tipo de cambio, y muchos de nosotros estamos pasando por un cambio ahora mismo. Sin embargo, nos resulta difícil avanzar con valor y optimismo porque nuestras emociones negativas nos mantienen cautivos. Estas emociones que nos quitan el poder pueden acabar con nuestra autoestima, destruyendo nuestra esperanza, haciendo que nos resulte difícil actuar manteniéndonos atrapados en el pasado o haciendo que seamos incapaces de ver oportunidades futuras.

Pero no estamos solos: todos sentimos estas emociones en alguna medida.

No obstante, la buena noticia es la siguiente: los demonios del cambio —como suelo llamarlos— existen para guiarnos, para mostrarnos que nos dirigimos en la dirección correcta. Pueden ser un aspecto positivo de la experiencia de Los primeros 30 días. Cualquier incomodidad que sintamos está ahí para servirnos. En lugar de esquivarlas, ignorarlas o escondernos de estas emociones, acojámoslas y agradezcámosles que nos muestren el camino para superar el cambio.

A través de las investigaciones y de la experiencia de crear el sitio Web *first30days.com*, y por mi propia experiencia personal con el cambio, he llegado a reconocer seis emociones primarias o demonios del cambio: temor, duda, impaciencia, inculpación, sentimiento de culpa y vergüenza.

Los demonios del cambio tienen mucho en común:

- Nos ayudan a descubrir cómo no te quieres sentir —y, por lo tanto, cómo quieres sentirte.

- Son transitorios.

- Existen para alinearte otra vez con tu ser superior —aquella versión más serena, más sabia de ti mismo, aquella parte de ti que está conectada con la realidad y lo ve todo claramente.

- Te exigen reconocer cómo te sientes para que así puedas optar por otras emociones preferibles.

- Cada emoción viene acompañada de otra emoción gemela que nos ayudará a sentirnos mejor.

• Los demonios del cambio son parte esencial de lo que llamo *el GPS del cambio.*

Los demonios del cambio nos ayudan a sobrellevar los cambios al alertarnos si nos descarrilamos y al animarnos a elegir emociones diferentes para así llegar a donde queremos ir. Un GPS sólo hace dos preguntas: *¿Dónde estás ahora? ¿A dónde quieres ir?* O, en términos emocionales: *¿Qué sientes ahora? ¿Qué preferirías sentir?* Un sistema de navegación GPS necesita que seamos muy específicos sobre el lugar a donde queremos ir, y también lo es el GPS del cambio. Debes saber dónde quieres terminar y establecer este destino con claridad.

El primer paso —y el más importante— es ser consciente de estos demonios, poder identificar cuál de ellos te está consumiendo. Sólo entonces podrás comprender cómo superarlo. Una vez que hayas reconocido las emociones que estás experimentando, llegarás a ver que todos los demonios del cambio pueden ser sustituidos por una emoción positiva correspondiente —un antídoto para el sentimiento doloroso— que te llevará del sufrimiento a la aceptación. Recordar este sencillo principio puede transformar sentimientos de negatividad o "estancamiento" en sentimientos de esperanza y claridad. Aun cuando no lo parezca en ese momento, realmente tienes el control de tus emociones. Ser consciente de estos demonios del cambio —y sustituirlos por emociones que te den poder— es, en ocasiones, más importante que solucionar el problema que los causó.

La noche antes de cumplir treinta años, terminé una relación seria y estaba persuadida de que nunca me enamoraría de nuevo. Decidida a vivir según las ideas de mi tribu —sentía que mi familia, mis amigos y la sociedad en general esperaban que estuviese casada cuando cumpliera treinta años— me prometí a mí misma que estaría casada para mi próximo cumpleaños. No sabía entonces que en ocasiones realmente obtenemos lo que deseamos. Poco después conocí a alguien que se ajustaba a la imagen del hombre con quien debía casarme. Era apuesto y exitoso, y tenía muchas de las características que yo pensaba que quería en un hombre. Salimos durante seis meses antes de que me diera cuenta de que algo estaba mal. Para aquel momento de mi vida, comprendía que era esencial que el compañero de mi vida tuviera un fuerte sentido de la espiritualidad, que era exactamente de lo que carecía este hombre. Pero en lugar de escuchar a mi corazón y buscar el tipo de pareja que quería mi ser superior, tomé la decisión de permanecer con él. Quería encajar. Continuamente rechazaba mis sentimientos de duda hasta que, finalmente, después de muchos días y noches de dudas y confusión, me sentí completamente desdichada y dispuesta a terminar la relación.

Pero él tenía otros planes: un viaje sorpresa a Colorado. Y cuando estábamos en el viaje, me sorprendió aun más al proponerme matrimonio el día de mi cumpleaños (¡exactamente un año después de haberme prometido a mí misma este compromiso en mi mente!). Cuando me pidió que me casara con él, mi primer pensamiento fue, *¡Oh no!* Pero me invadieron mis temores. Aun cuando sabía que algo fundamental estaba mal en nuestra relación, todavía consideraba optar por lo seguro y casarme con este hombre. Entonces respondí que sí.

Regresamos a nuestro hotel y yo estaba triste, encerrada en mí misma, ensimismada —no precisamente como una chica imagina que se sentirá después de que le proponen matrimonio. Y luego, mientras él dormía, me sentí terriblemente mal. Tenía náuseas y no podía parar de llorar. En retrospectiva, advertía que la vida no me dejaría avanzar con esta decisión.

Sabía cuál era la decisión correcta, pero mis demonios del cambio estaban trabajando horas extras, llenándome de inseguridad. Estaba aterrada con la situación en la que entonces me encontraba. Luchaba contra el temor de tomar la decisión equivocada, el temor de quedarme sola después, el temor a lo que dirían y pensarían los otros, y el temor a que nadie más me propusiera matrimonio. Dudaba de mi intuición, dudaba de mi capacidad de tomar decisiones, me preguntaba si alguna vez sería feliz otra vez, y dudaba que la gente entendiera por qué había rechazado semejante propuesta.

Unas veinticuatro horas más tarde, comencé a confiar en mí misma y hallé la fe y el valor de decir no a una vida con aquel hombre. Fue muy, muy difícil. Pero fue el comienzo de ser completamente fiel a mí misma. No podía desaparecer en esta relación externamente perfecta. La vida tenía planes diferentes para mí.

Después de rechazar la propuesta, sentí una enorme liberación y libertad, pero mis demonios del cambio estaban lejos de desaparecer. Me avergonzaba el hecho de ser juzgada y el haber permitido que esto sucediera. Me sentía culpable de herir a aquel hombre, y de no haber sido honesta y directa mucho antes en nuestra relación. Me culpaba por no haber respetado mi in-

> *Cuando el tanque del auto está vacío, no te sientas a deprimirte y a pensar que es algo permanente. Vas y lo llenas. Lo mismo sucede con la vida —cuando estés vacío, anda y llena tu tanque con un mejor pensamiento, emoción o acción, y continúa viviendo.*
> *—Esther Hicks*

tuición, por no haber escuchado los signos, por decir sí primero y luego tener que decir no. Cuando no me estaba culpando, culpaba a mi compañero por no ser la persona que yo quería, por no comprenderme mejor. Y luego sentía impaciencia. Estaba impaciente con el proceso de duelo y de sanación. Quería que la vida me mostrara de inmediato el próximo hombre adecuado para mí.

Hoy en día, sé que aun cuando aquel compromiso de veinticuatro horas fue doloroso, también fue increíblemente poderoso. Me ayudó a encontrar la fe y la confianza en mí misma y, a la vez, me animó a defender aquello en lo que yo creía. Pude perdonarme a mí misma por haber terminado en tal predicamento, honrar lo sucedido como una gran lección, y aguardar con mucha, mucha paciencia, a que llegara el hombre adecuado a mi vida. Y también fortaleció mi músculo del cambio —¡una vez más!

Cambia el primer demonio: el temor

El temor es como un misil que busca el calor. No puedes escapar de él, ocultarte, eludirlo… Pero si te diriges directamente hacia él, te elude completamente. Pasa a tu lado, como si fuese únicamente una ilusión.

> —Richard Machowics,
> presentador de televisión y
> oficial retirado de operaciones
> especiales de la Marina
> estadounidense

Es natural sentir temor al cambio. Cuando ocurre un cambio, se nos pide que enfrentemos, de nuevo, la incertidumbre de un nuevo futuro. Precisamente cuando te habías adaptado a las si-

tuaciones, el cambio levanta la cabeza y te hace perder el equilibrio. Esto sucede incluso con aquellos cambios maravillosos
con los que hemos estado soñando y que hemos estado esperando toda la vida, como casarnos, tener un hijo u obtener un
nuevo empleo o una promoción.

Susan, por ejemplo, soñaba con tener un bebé desde que
tiene uso de memoria. Así que cuando descubrió que estaba
embarazada a los treinta años, se sorprendió ante su falta inicial
de alegría. En lugar de entusiasmo e ilusión, sentía un intenso
sentimiento de pérdida. Hacía duelo por su juventud, a la que
ahora consideraba oficialmente terminada, y estaba llena de temores y dudas sobre su capacidad de ser una buena madre. Sólo
después de meses de dudas e incertidumbres comenzó a considerar a la vida que crecía dentro de ella como un don. Advirtió
que el bebé llegaría, estuviera o no preparada para él, así que
decidió convertir su duda en confianza y, al hacerlo, halló un
sentimiento de fe en que todo saldría bien. Incluso comenzó a
aguardar con ilusión el nacimiento del bebé.

Durante el cambio, es normal experimentar muchos tipos diferentes de temor:

- Temor al futuro y a lo desconocido

- Temor a no tener seguridad

- Temor a las reacciones de nuestros seres queridos

- Temor a no saber ya quién eres cuando cambia algo
  importante en tu identidad

- Temor a no poder controlar a otras personas y las
  circunstancias

- Temor a no ser amado

- Temor a estar solo

- Temor a no tener dinero suficiente

- Temor a no ser lo suficientemente capaz

- Temor a que tus más grandes sueños —casarte, tener un bebé— no se hagan realidad

Si miramos de manera más profunda las cosas que tememos, advertimos que el temor es una emoción que existe únicamente respecto al futuro. La preocupación y la ansiedad provienen de imaginar escenarios terribles que podrían ocurrir en el futuro en lugar de centrarnos en lo que realmente sucede en el presente. Concéntrate en dónde estás ahora; eso te ayudará a aliviar los temores de lo que pueda ocurrir más tarde. Al mirar tus temores de esta manera, verás que la probabilidad de lo que temes que ocurra es mucho menor de lo que tu mente quisiera hacerte creer. En lugar de estar atemorizado, siente curiosidad por lo que pueda traer este cambio. Concéntrate en los hechos —qué es verdad, qué sabes con certeza— en lugar de imaginar un futuro sombrío. La realidad es que nadie en el mundo sabe lo que va a ocurrir —ni siquiera durante la próxima hora. Entonces, ¿para qué perder el tiempo creando escenarios negativos? Lo único que debes hacer ahora es elegir un pensamiento positivo sobre el cambio que estás viviendo, y una imagen mejor y más agradable de tu futuro.

Familiarízate con el temor

Antes de este cambio, es probable que abrigaras la ilusión de que controlabas tu vida. Posiblemente pensabas, *Yo decido qué sucede, cuándo, cómo y con quién.* Pero, indudablemente, cuando pasamos por los primeros treinta días del cambio —y más allá de ellos— se nos recuerda que no controlamos las cosas. Este es, en ocasiones, un pensamiento aterrador. Echamos de menos la seguridad que alguna vez tuvimos, incluso si era una ilusión.

Sin embargo, es esencial apartarnos de este apego a la seguridad, y comenzar a ver el valor de sentirnos ligeramente incómodos, de caminar donde no hay un sendero claramente definido, de no saber qué nos espera a la vuelta de la esquina.

El temor al cambio es, a menudo, la excusa que utilizamos para justificar el no dar la vuelta a la esquina y avanzar. Pero pregúntate a ti mismo, *¿puedo vivir mi vida cuando el temor todavía está presente?* Sí, puedes hacerlo. ¿Puede nacer algo de este cambio, de este temor, incluso de esta pérdida? Sí, puede nacer. ¿Puedes comenzar a concentrarte en las soluciones en lugar de las dificultades que estás enfrentando? Sí, puedes hacerlo.

> *En realidad, no hay nada en el mundo que debamos temer. Abandonamos todos nuestros temores cuando comprendemos el poder del alma.*
> *—Mahatma Gandhi*

En nuestra cultura, estamos excesivamente concentrados en tratar de deshacernos del temor y muy poco concentrados en aprender a vivir con él y a incorporarlo a nuestra vida y a nuestras acciones cotidianas. Ese es uno de los secretos de la gente que toma grandes riesgos y que hace cambios con rapidez: tienen el mismo temor que cualquier otra persona pero, para ellos, no es una emoción desconocida, amenazadora. Es algo que han enfrentado antes. El temor no los paraliza; de hecho, lo esperan. Saben que llegará, pero saben también que han superado el cambio y el temor anteriormente.

Toma el caso de Angi, por ejemplo. A la edad de veinticuatro años se le diagnosticó cáncer de seno en la tercera etapa. Recibió tratamiento y se curó. Sin embargo, a los veintinueve años, el cáncer regresó. Esta valerosa joven se sometió a un total de diecisiete cirugías y a una doble mastectomía. Ahora, a los treinta y cinco años, finalmente se ha librado del cáncer, pero el temor continúa siendo parte de su vida. No obstante, su principal temor en la actualidad no es que el cáncer regrese. Siendo una joven que ha sido sometida a extensa cirugía reconstructiva, se preocupa por tener una "vida normal" con amigos, novios, e incluso casarse y tener hijos.

Pero no permite que la paralice el temor a la forma en que reaccionarán los demás a sus cambios físicos; más bien, continúa viviendo su vida. Trabaja, sale con amigos y hace lo mismo que otras personas de su edad. "Si alguien no puede aceptar quién soy y lo que he experimentado, sé que esta persona no es la adecuada para mí", dice. "Sin embargo, aún siento temor cada vez que debo explicar un aspecto muy personal de mi vida. Creo que mi mayor temor tiene que ver con que la gente me acepte como soy". Aun así, con cada día, semana y mes que transcurre, el temor parece ejercer menos poder sobre ella. "La vida me ha llevado por este camino, y ahora he encontrado fe en mí misma, en la fuerza que he adquirido".

Angi nos muestra que la única reacción que vale la pena tener ante el cambio es aceptarlo. No luches contra la realidad que existe ahora en tu vida. Una vez que aceptamos que no podemos controlar los acontecimientos externos, la gente o las circunstancias de nuestra vida, vemos también qué cosas *podemos* controlar: nuestra actitud, la forma en que aceptamos el cambio y nuestras reacciones frente a él.

El antídoto contra el temor: la fe

Mi fe brilla más en medio de la impenetrable oscuridad.
—Mahatma Gandhi

Cuando aparece el temor, busca tu fe. ¿Fe en qué? Cuando hablo de fe, me refiero a la fe en uno mismo o en algo más grande que nosotros. Necesitamos tener fe en los otros seres humanos, fe en los valores del amor, la compasión y el perdón, fe en que las cosas mejoran siempre. Hablo también de fe en Dios, la divinidad, el universo o cualquier creencia espiritual o religión en los que creamos.

Pero la fe es no siempre igual. De hecho, hay una diferencia entre la fe ciega y la verdadera fe. La *fe ciega* es lo que sucede a menudo cuando creemos que Dios o alguna persona lo arreglará todo. Pensamos que este cambio nos sucedió *a* nosotros, no *por* nosotros o *debido* a nosotros, así que creemos que no somos responsables y que no es necesario que hagamos nada para mejorar las cosas. Por ejemplo,

No temas el cambio; acógelo.
—Anthony J. D'Angelo

conozco a una persona que padece de cáncer y que dice con frecuencia, "Sí Jesús quiere que sane, me sanará. Él sufrió, así que yo también puedo sufrir. Aparte de eso, seguiré viviendo mi vida como antes. No hay nada que pueda hacer al respecto".

La *verdadera fe* significa que eres un participante pleno y activo en el cambio. Entonces, sí, puedes tener cáncer, orar y pedir a Dios que te ayude a sanar; pero también puedes cambiar algunos de los hábitos de tu estilo de vida, quizás cambiar la fuente del estrés en tu vida que puede haber contribuido a tu enfermedad, cambiar tu dieta y hacer ejercicio. La verdadera fe significa que te esforzarás, que harás todo lo que puedas, pero que aceptas la manera en que ocurren las cosas y *cuándo* lo hacen. En eso consiste la aceptación —tener fe ante el temor.

Hay una antigua parábola acerca de una mujer que está enferma y consulta a un sabio. Él le dice que hierva piedras en agua para después tragarlas. Luego le dice que coma estas pequeñas piedras dos veces al día, mientras recita un mantra de sanación. Después de unas pocas semanas, los síntomas de enfermedad de la mujer desaparecen por completo. Es un milagro. Un día, su hijo regresa de sus viajes y está feliz al ver a su madre con tan espléndida salud. Pregunta qué la sanó, y ella, llena de entusiasmo, le explica los métodos sugeridos por el anciano. El hijo, quien tiene también algo de sanador, está de acuerdo con el tratamiento de las piedras, pero le dice que el mantra que ha estado recitando no es el adecuado para su enfermedad y que debe decir algo diferente. Una semana después de seguir su consejo, los síntomas de la madre regresan y pronto todo su cuerpo se ve afectado de nuevo por la enfermedad.

> *Sea o no claro para ti,*
> *sin duda el universo se*
> *desenvuelve como*
> *debiera hacerlo.*
> *—Max Ehrmann*

¿Qué sucedió? Su hijo destruyó su fe. No que la intención de su hijo fuese mala, pero inadvertidamente hizo que su madre dudara de su recuperación, lo cual la dejó temerosa e insegura. Creía con cada fibra de su ser que sanaría y, una vez puesta en duda su fe, el resultado cambió.

No permitas que nadie te haga dudar de tu fe, especialmente cuando estás pasando por un cambio y sientes temor. La gente siempre encontrará razones para decirte que no confíes, para poder imponerte sus creencias y opiniones. Pero nada es más poderoso que lo que tú mismo decidas creer.

Pon tu carga a los pies del Señor del Universo, quien todo lo puede.
Permanece siempre firme en el corazón, en el Absoluto trascendental.
Dios conoce el pasado, el presente y el futuro.
Él decidirá el futuro para ti y realizará el trabajo.
Lo que hay que hacer se hará a su debido tiempo. No te preocupes.
Permanece en el corazón y entrega tus actos a la divinidad.

—Ramana Maharshi,
Escritor y maestro hindú

Nueve maneras rápidas para hacer desaparecer el temor

1. No temas a lo desconocido.

Esta nueva transición y fase probablemente no se siente como algo del pasado, ni se le parece, así que tu respuesta y reacción automáticas son el temor. Dices, *Esto es algo desconocido, es un territorio nuevo. No conozco el camino.* Pero el hecho de que te encuentres viviendo una circunstancia nueva no significa que se ha arruinado tu vida. En ocasiones, el cambio puede incluso abrir un nuevo capítulo en tu vida que nunca habrías previsto. A veces la vida quiere que realmente des enormes saltos hacia lo desconocido.

2. Reconoce tus temores y sé realista.

En primer lugar, reconoce sencillamente que estás atemorizado. A menudo no es el temor lo que te detiene, sino ocultar el temor. Luego identifica qué está desencadenando ese sentimiento. Quizás sea el temor a perder dinero o a perder tu posición en el mundo profesional. Reconocer tus temores, viéndolos por lo que son —ilusiones y acontecimientos en el futuro que fueron creados por tu propia mente— reestablecerá tu sensación de seguridad. Pregúntate sobre la probabilidad de los siguientes escenarios: ¿Qué tan probable es que nunca tengas otra relación? ¿Que nunca encuentres otro trabajo? ¿Que nunca quedes embarazada? ¿Que el nuevo trabajo o promoción no funcione?

3. Actúa mientras experimentas el temor.

Todos sentimos temor; es una parte natural de hacer algo nuevo. Aun cuando no es mucho lo que puedes hacer para que desaparezca, puedes controlarlo. Yo solía tener —y en ocasiones todavía tengo— un terrible temor a hablar en público. Durante muchos años rechazaba compromisos en los que tuviera que hablar por temor a no ser capaz de expresarme ante otras personas. Pero debido a que he construido mi empresa, se me pide hablar semanalmente. Incluso hoy en día, antes de las conferencias o

> *Te caíste la primera vez que intentaste caminar. Casi te ahogas la primera vez que intentaste nadar... No te preocupes por el fracaso. Mi sugerencia para cada uno de ustedes: preocúpense por las oportunidades que pierden cuando ni siquiera lo intentan.*
> —*Orson Swett Marden*

reuniones importantes, todavía siento ansiedad. Transpiro y mi corazón late aceleradamente. La diferencia es que ahora he aprendido a *controlar mi temor*, sustituyéndolo por pensamientos de confianza y fe —en mis capacidades y en la vida. Realizo una pequeña rutina antes de hablar en publico en la cual me recuerdo a mí misma que las cosas generalmente salen bien, y luego apelo a la conexión con mi espíritu para que me ayude y me guíe. Respiro profundo, y entonces comienzo a hablar.

4. Pregúntate si es realmente temor.

En ocasiones, lo que llamamos temor es sólo la falta de disposición a movernos —dejar las cosas para más tarde o la pereza que trae una baja autoestima. ¿Estás utilizando el temor como una excusa para no actuar? ¿Algunas de las siguientes afirmaciones te suenan verdaderas?

- No quiero actuar porque no quiero comenzar todo de nuevo otra vez.

- No quiero dejar mi trabajo porque no quiero buscar otro empleo, asistir a entrevistas, para posiblemente ser rechazado y luego tener que reponerme.

- No quiero dejar esta relación abusiva porque no quiero estar sola y tener que encontrar mi camino por mí misma.

- No puedo dejar de beber porque no quiero sentirme rechazado en una fiesta cuando todos mis amigos están bebiendo.

No siempre es el temor lo que detiene a la gente. ¿Qué podría ser lo que te impide enfrentar este cambio?

5. Acepta que el cambio es inevitable.

El cambio ocurrirá incluso si estás paralizado por el temor. Hoy puedes pensar, *Nunca dejaré esta relación; no tengo el dinero ni el conocimiento necesarios para cuidar de mí misma*. Ciertamente, tus temores pueden retrasar el cambio unos pocos meses o algunos años, pero ese cambio probablemente ocurrirá. Mis padres tardaron más de diez años desde que contemplaron el divorcio por primera vez hasta que finalmente decidieron separarse. Ambos estaban llenos de temor. ¿Desaparecieron sus temores? No. ¿Los enfrentaron al final al darse cuenta de que tenían la capacidad de superar cualquier escenario negativo que pudieran imaginar? Ciertamente que sí. Eventualmente, resultaba claro —como sucede con todo cambio si se le permite seguir su curso— que el divorcio era probablemente lo mejor que podía pasar, y que mis padres serían más felices si terminaban su matrimonio.

¿Cuándo es el momento apropiado para hacer un cambio? No hay una fórmula mágica para responder a esta pregunta. El solo hecho de hacerte la pregunta puede significar que la vida tiene un plan nuevo y mejor para ti. Por ejemplo, si has estado contemplado un cambio de carrera durante algún tiempo, la idea no desaparecerá si la ignoras; eventualmente, deberás actuar. Lo mismo sucede con un cambio de relaciones o con cualquier otro cambio que haya comenzado a instalarse en tu conciencia.

6. Conviértete en un observador.

La próxima vez que ocurra un cambio, dedica un momento a tomar distancia y a observar cómo te sientes. Di, *Este soy yo, en esta habitación, escuchando estas noticias y teniendo estos sentimien-*

tos. *Estoy ansioso. Estoy entusiasmado. Estoy nervioso. Estoy atemo-rizado. Estoy triste. Estoy confundido.* Cualquiera que sea tu sentimiento, está bien.

Mi amiga Jen estaba comprometida con un hombre que pensaba era su alma gemela. Decidieron vivir juntos y comenzaron a planear su boda para el verano. Pero entonces sucedió lo impensable. Estaban en un restaurante durante las vacaciones e, inesperadamente, su prometido le dijo, "No quiero casarme. No quiero estar contigo". Y eso fue todo.

Jen describe aquel momento como una especie de experiencia extracorporal, en la que miraba lo que sucedía desde lejos, convirtiéndose en una actriz de aquella absurda obra de teatro. Allí estaba, en un restaurante maravilloso en un bello lugar, frente al hombre al que amaba. Y él le estaba diciendo que ahora estaba sola. Podía sentir las emociones en su cuerpo con gran claridad.

Escucha tu temor con oído sabio. Tu objetivo no es deshacerte del temor, sino reconocer su presencia y verlo como una fuerza menos poderosa que la sabiduría y la fe que residen dentro de ti. Tememos porque hemos olvidado lo fuertes que somos.

Lo que había hecho Jen inadvertidamente era protegerse del drama del momento, de las emociones y la crisis. Pudo encontrar al pensador y al observador que había en ella, aquella parte de sí misma que podía manejar aquella situación, y limitarse a *ver* lo que ocurría. En lugar de reaccionar, o de reaccionar con exceso, permaneció tranquila, con la mente clara, ante aquella terrible noticia. El propósito de distanciarse no era entrar en un estado de negación. Desde luego, Jen lamentaba la pérdida, pero el tomar distancia le permitió reconocer que buena parte de ella estaba a salvo, segura y en control.

El temor puede estar sentado a tu lado en el asiento del pasajero, pero aún puedes conducir el auto.

7. Pregúntate si este es realmente tu temor.

Es posible que descubras que algunos de los temores que abrigas no son tus propios temores. Identifica cuál es el temor y pregúntate qué hay realmente detrás de él. ¿Es el temor de tu madre, de tu padre, de tu pareja, de tus amigos? Por ejemplo, muchas de las mujeres que conozco temen que nunca se casarán, pero cuando miran en su interior se dan cuenta de que ese es el temor de sus padres de no tener nietos. Muchos hombres se preocupan por no encontrar un empleo que les dé suficiente dinero, pero cuando miran en su interior encuentran que han asumido la idea de la sociedad de que un hombre no puede cuidar de una familia a menos que tenga ciertos ingresos.

8. Regresa al flujo

Sustituye el temor por hábitos que sean cómodos para ti, con acciones que generen esperanza, ¡y por cualquier cosa que te anime a moverte físicamente! Moverte de hecho disipa la energía negativa del temor dentro del cuerpo. Comienza a hacer las cosas que te dan certeza —pequeñas cosas, cosas cotidianas, y rutinas que siempre hayas realizado. Sí, es posible que algo importante haya cambiado en tu vida, pero muchas otras cosas no. Así que afiánzate en las cosas que te hacen sentir seguro, que todavía están allí —y que siempre estarán ahí. Entra a un centro comercial, ve a un cine o a la iglesia. Visita a tus amigos, camina o ve al gimnasio. O cena en tu restaurante predilecto, visita a uno de tus padres, o ayuda a otra persona que lo necesite.

9. Imagínate dentro de uno —o cinco años.

Concéntrate en la imagen positiva que tengas de tu futuro. ¿Qué estás haciendo que sea diferente? ¿Qué tipo de pensamientos tienes? ¿Qué acciones realizas? Imagina continuamente que vives feliz en el futuro y, en un tiempo, el temor que sientes hoy se habrá disipado mientras ves cómo se desenvuelve tu vida.

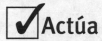

Actúa

1. Identifica momentos durante los cambios en tu vida en los que sentiste temor. ¿Cómo venciste el temor? Ahora, reconoce cómo te sentiste una vez que lo superaste.

2. ¿Qué estás haciendo hoy que antes solías temer?

Cambia el segundo demonio: la duda

Nuestras dudas son traidoras, y nos hacen perder el bien que a menudo podríamos ganar al hacernos temer intentarlo.
—William Shakespeare
Medida por medida

La mayor parte del tiempo estamos bastante seguros de nosotros mismos. Sabemos dónde trabajamos, quiénes nos aman, cuánto dinero tenemos, dónde vivimos, quiénes son nuestros amigos, cómo lucimos, nuestro estado de salud y así sucesivamente. Por esto el cambio nos incomoda tanto. Súbitamente, ya no estamos en el puesto del conductor. Si se nos presenta un cambio, queremos saber de inmediato qué significa. Y si iniciamos un cambio, queremos saber que tendremos éxito. Anhelamos ver qué nos deparará el futuro. Durante este tiempo, es probable que nos sintamos pesimistas: dudamos que nos lleguen cosas buenas, y dudamos de salir adelante. Si se trata de una decisión que tomamos, dudamos que haya sido la decisión correcta. Y si es un cambio que iniciamos, dudamos que tengamos éxito en un tiempo razonable.

Cuando la vida ha cambiado, dudamos también que exista Dios. Más bien, recurrimos a creencias como *Si Dios existiera, nunca habría permitido que esto sucediera.* Cuando nos encontramos en medio de un cambio, es inútil pensar si Dios desempeñó un papel en él o no. Eventualmente, tendremos que regresar a las cosas que podemos controlar —a nuestro propio optimismo y esperanza, a nuestros sentimientos y acciones.

Hay una frase que dice, "Las cosas buenas llegan de a tres", pero para mi amigo Toby, las dudas también llegaron de a tres. Tuvo que sobrellevar el divorcio de sus padres, los retos financieros de establecer un negocio y la ruptura con su novia de mucho tiempo, todo a la vez. Todos estos cambios lo llevaron pronto a una gran duda. Dudaba de sí mismo como hombre, como director de empresa, como amigo, y como alguien que tenía algo que aportar al mundo. Luego, eventualmente, comenzó a ver que no tenía ningún control sobre las cosas que la vida estaba poniendo en su camino, que debía aceptar este hecho y confiar en que lo superaría todo. Actualmente, Toby tiene una nueva relación y ha introducido cambios positivos en su vida profesional. Está sano y feliz, y no tiene ninguna duda sobre hacia dónde se dirige en la vida.

El antídoto para la duda: entregarse

Cuando enfrentamos un cambio, entregarnos es a menudo lo que más necesitamos hacer; es un paso fundamental para llenarnos de valor y eliminar las dudas. Cuando aparece la duda, cede un poco, ponte en contacto con tu intuición y confía en que las cosas se resolverán y se aclararán. Renunciar a controlar cómo se desenvolverá la vida y aceptar la realidad de nuestra situación nos da una tremenda fuerza y alivio.

Imagínate en un cuadrilátero de boxeo con tu oponente: la vida. Allí estás, luchando, sudando y creyendo que puedes ganar. Pero es completamente imposible vencer a la vida. Sin embargo, luchamos porque pensamos que podemos ganar y vencer a la vida en su propio juego —aun cuando la vida estableció todas las reglas, puede cambiarlas en cualquier momento, y tiene infinito poder y sabiduría. La vida puede derrotarnos o darnos la victoria en un abrir y cerrar de ojos. Parece inútil, ¿verdad?

Estaba hablando con unos amigos que acordaron todos tirar la toalla, entregarse, y dejar de dudar de la vida y de luchar contra ella. Uno de ellos tenía cuarenta años y era soltero, creía que ya debería haberse casado. Otro, unos pocos años más joven, nunca imaginó que aún estaría en el

> **Está bien tener dudas, pero no las alimentes ni las consientas.**
> —*Bernie Siegel*

mismo empleo. El último era viudo, un padre de treinta y cuatro años que deseaba casarse de nuevo. Todos advirtieron que era inútil tratar de controlar su vida. Y encontraron que aceptar este hecho les producía una increíble liberación. Todavía tenían deseos y sueños, pero aceptaron lo que la vida les brindaba, y al hacerlo contribuyeron a tomar el camino hacia la próxima fase positiva de su vida.

La duda aparece también porque pasamos demasiado tiempo pidiendo consejos y opiniones a otras personas. Estas influencias externas pueden alejarnos de encontrar la claridad y la certeza que buscamos. Confía más en ti mismo; no recurras a otra gente hasta que hayas consultado tu propio sentido de orientación y de guía. Tienes una gran sabiduría interior.

Debemos recordar que podemos seguir confiando a pesar de tener sentimientos de confusión, caos y duda. Créase o no, estas emociones opuestas pueden existir al mismo tiempo. Los primeros 30 días son un momento en el que debemos entregarnos a lo que se nos presenta y recordar que las cosas mejorarán y que hay una buena razón para que ocurra el cambio que estamos viviendo. Así como un avión que pasa por una turbulencia se estabiliza cuando el piloto suelta los controles, lo mismo sucede con nuestra vida. Pasamos por momentos tormentosos, y se nos pide que confiemos, nos entreguemos y aguardemos a ver qué hay del otro lado.

Cambiar el tercer demonio: la impaciencia

Nunca creas que las tardanzas de Dios son rechazos. Persevera, resiste, confía. La paciencia es genio.

—Conde de Buffon

Frank aprendió el poder de la paciencia cuando renunció a su empleo en una firma de Wall Street para crear un *hedge fund* que respeta el medio ambiente. La transición le tomó más de un año de trabajo y lo puso a prueba en muchos niveles, especialmente en su compromiso con su visión. Frank pronto comprendió que, cuando se hacen cambios, es esencial ser paciente y se debe permitir que el universo haga su trabajo. "Hacer grandes cambios puede tomar tiempo y sucederá cuando el universo esté convencido de que estás preparado para el cambio y no antes", dice. "Cuanto más trabajaba y renunciaba a las expectativas sobre los resultados, mejor fluían las cosas". En lugar de malgastar energía diciéndose a sí mismo que no estaba llegando a ninguna parte en busca de su sueño, decidió que había hecho todo el trabajo que podía, y le dijo abiertamente al universo, "Abandono todas mis expectativas y te entrego el resultado y el momento". Este cambio de mentalidad trajo rápidos resultados: Frank creyó que recibiría una oferta de parte de una firma y, en el curso de una semana, recibió dos llamadas importantes que pusieron su nueva carrera en movimiento con una compañía mejor.

Es natural querer acelerar un cambio. El cambio trae algo nuevo y diferente a nuestra vida, y puede dejarnos desorientados, inseguros y estresados. Queremos regresar a vivir como lo hacíamos antes. Queremos tener de nuevo la certeza. Pero no podemos acelerar el cambio. No tenemos absolutamente ningún control sobre el tempo de la vida. Esta es la diferencia entre el ritmo del universo y el ritmo de la mente. El universo trabaja según su propio horario, aun cuando la mente ya haya decidido que el proceso de cambio está tomando demasiado tiempo e intenta, en vano, acelerarlo. Constantemente buscamos sanar con rapidez nuestros sentimientos y emociones. Si algo nos duele —y el cambio es, con frecuencia, doloroso— anhelamos que termine de inmediato. Sin embargo, en ocasiones, lo mejor que podemos hacer es permanecer inmóviles y vivir con lo que estamos sintiendo.

La próxima vez que te des cuenta de que estás intentando acelerar un cambio, permanece inmóvil y deja que el proceso se desenvuelva y se desarrolle de la manera en que debe hacerlo. Sé muy paciente contigo mismo cuando pases por una transición: no permitas que tus emociones o tus creencias y suposiciones negativas te dominen. Encontrarás que la desesperanza, la desesperación y la tristeza siguen su curso

> *¿Tienes la paciencia necesaria para aguardar hasta que el lodo se asiente y el agua esté clara? ¿Puedes permanecer inmóvil hasta que la acción correcta surja por sí sola?*
> —Tao Te Ching

y que, un día, sencillamente desaparecerán. No sabes cuándo sucederá —no te corresponde a ti decidirlo— pero siempre sucede. Piensa en todas las veces que has estado increíblemente angustiado y preocupado. ¿Recuerdas exactamente cuándo llegaron a su fin estos sentimientos? En realidad, no. Entonces, sé paciente; este período terminará. Y recuerda que algún beneficio surgirá durante el cambio, así que búscalo.

En muchas ocasiones, pasamos por un cambio y tenemos la falsa impresión de que no hemos hecho ningún progreso, y que las cosas tardan eternamente en cambiar. Recuerda el antiguo refrán, "Bien comenzado es mitad completado". No puedes ver los pasos que ya has dado en la dirección correcta. Continúa eligiendo mejores pensamientos y emociones y, mientras tengas paciencia con el desarrollo natural de lo que está ocurriendo y de lo que vendrá, tu vida se reorganizará más rápido de lo que creías.

El antídoto para la impaciencia: la resistencia

Cada cambio depende en gran medida de tu resistencia o de tu capacidad para aguardar una nueva fase de tu vida. El cambio —bien sea físico, mental o emocional— toma tiempo. Una vez que aceptas este sencillo hecho, podrás enfrentar mejor tus propias expectativas sobre la rapidez con la que debiera producirse el cambio, y manejar la transición en etapas sucesivas y realistas. Cuando sustituyes la impaciencia por la resistencia —aquella parte de ti que no se rinde y que te permite ser paciente incluso cuando el resto de ti quiere renunciar— estás demostrando suprema fortaleza y elegancia. Todos los héroes, los atletas y los hombres de negocios exitosos atestiguarán que el cambio, por lo general, toma más tiempo del que habían planeado o imaginado. La resistencia consiste en hacer el trabajo necesario durante el cambio: es preciso tomar nuevas decisiones, realizar nuevas acciones y adoptar una nueva mentalidad.

Sé paciente frente a todo lo que no está resuelto en tu corazón, e intenta amar las preguntas mismas, como habitaciones cerradas y como libros escritos en una lengua extraña. No busques las respuestas, que no te podrían ser dadas porque no serías capaz de vivirlas. Y, el asunto es vivirlo todo. Vive ahora las preguntas. Quizás las encuentres gradualmente, sin advertirlo, y continuarás viviendo hacia un día distante en que hallarás la respuesta.
—Rainer Maria Rilke

La gente con frecuencia no entiende el significado de la paciencia. Muchos de nosotros creemos que significa esperar y no hacer nada. Pero la paciencia es, en realidad, la ciencia de estar en paz. Esto no significa inacción. Si estás buscando un empleo, por ejemplo, es necesario mirar los anuncios y enviar hojas de vida. Si quieres arreglar una relación, es necesario hablar con tu pareja o buscar ayuda profesional. Demasiada gente se esconde detrás de ser "paciente" y, mientras aguardan, sin hacer nada, el cambio comienza a ser una carga y algo imposible de superar. Así que actúa y haz lo que puedas, sabiendo que la vida te está ayudando y que el misterio de la siguiente fase de la vida se te revelará a su debido tiempo.

Cambia el cuarto demonio: la inculpación

Buscar a quien culpar siempre tiene éxito.
—Robert Half

Leo experimentó el poder de la inculpación después de haber sido un exitoso jugador de fútbol durante diez años. "Dos minutos antes del final de un partido importante, anoté el gol de la victoria," recuerda. "Mientras lanzaba el balón dentro del arco, el portero —quien, con un metro noventa y ciento veinte kilos de peso era considerablemente más fuerte que yo— se abalanzó sobre mí a toda velocidad. Se deslizó contra mis piernas, y la fuerza del impacto fue tan grande que me rompió los huesos debajo de las rodillas en seis partes diferentes". El daño fue tan grave que el médico de Leo le sugirió amputar una de sus piernas.

Leo pasó varias semanas con un intenso dolor mientras se recuperaba, culpando al portero por la mayor parte de su sufrimiento. *¿Cómo pudo hacerme eso?*, se preguntaba todos los días.

Eventualmente, sin embargo, Leo cambió su perspectiva sobre el accidente —y sobre su cambio: "Lo que no sabía en aquel momento, pero que he aprendido desde entonces, es que acontecimientos como este no tienen ningún sentido, si no es por el sentido que les damos. Muchas personas pueden pensar que mi accidente fue una tragedia, pero en realidad resultó ser una bendición —el comienzo de un nuevo viaje".

Aun cuando el portero nunca se disculpó por el incidente y ni siquiera le habló otra vez después de aquella noche, Leo no sólo dejó de culparlo, sino que halló en sí mismo el valor para perdonarlo: "Si tuviese la oportunidad abrazaría a ese hombre y le agradecería por haberme dado, inadvertidamente, el regalo más maravilloso. Pienso en cómo habría sido mi vida si esto nunca me hubiera sucedido".

El accidente llevó a Leo a recurrir a una profunda reserva de fuerza y de fe mientras luchaba contra la idea de la amputación sugerida por el equipo médico; ahora puede usar plenamente ambas piernas. Y, después de haber dedicado toda su vida únicamente al fútbol, ahora ha expandido sus intereses atléticos y compite en los triatlones Ironman®. Más importante aun, el proceso de recuperación lo obligó a tomar las cosas con calma, lo cual le permitió casarse y tener una familia. Actualmente, Leo da conferencias en todo el país sobre el poder de asumir la responsabilidad del propio cambio, aprendiendo a perdonar y no dejándonos atrapar en el ciclo de la inculpación.

Durante los primeros 30 días de cualquier cambio, buscamos a quien culpar por el dolor o el estrés que estamos experimentando. He conocido personas que han culpado a su perro por no ser capaces de cambiar de carrera, o a sus padres, fallecidos años atrás, por el fracaso de sus relaciones.

Este juego de inculpaciones es, sin embargo, una expresión

de rabia, de decepción y, en la mayoría de los casos, de dolor. Creemos que *debemos* culpar a alguien o a algo, porque nos sentimos tremendamente desilusionados. Culpamos en lugar de expresar nuestras verdaderas emociones, porque éstas nos hacen vulnerables.

La inculpación —o la rabia, si es la manera en que se presenta para ti— nos impide asumir la responsabilidad y aceptar la realidad de lo que está ocurriendo en nuestra vida. Cuando culpamos a algo o a alguien por el cambio que se nos ha presentado, esto nos impide realizar el trabajo interno de sanación y el trabajo externo de actuar. Nos hace eludir nuestros sentimientos, dejar todo para más tarde y retrasar decisiones importantes relacionadas con el cambio.

La inculpación nos da también una falsa sensación de control al hacernos creer que sabemos por qué sucedió algo. Cuando culpamos, al menos *sentimos* que tenemos la razón y que los otros están equivocados. Pero culpar no cambiará nunca lo que ocurrió. Puedes culpar a un colega muy ambicioso por la reciente pérdida de tu empleo o a tu esposo por el mal comportamiento de tus hijos, pero esta inculpación no te dará nada. En realidad, retrasa la velocidad con la que pasas por el cambio. En lugar de culpar a alguien, pregúntate qué podrías estar haciendo *tú* ahora en respuesta a lo que ha cambiado.

☑ Actúa

Acepta el reto de la no inculpación durante veinticuatro horas. Funciona de la siguiente manera: elige un día, mira la hora y, durante las siguientes veinticuatro horas, no culpes a nada ni a nadie por lo que ocurre en tu vida. Esto incluye problemas que enfrentes con el tráfico, el clima, el trabajo, los amigos, la familia e incluso Dios. Ten también mucho cuidado de no culparte a ti mismo. Si encuentras que un día resulta fácil para ti, acepta el reto por una semana. Pronto verás un patrón que te revelará quién recibe la mayor parte de tu energía de inculpación. ¿Eres tú? ¿Tu pareja? ¿Tus hijos? ¿Tu trabajo? ¿La ciudad donde vives?

Inculpar es lo que hacemos para distraernos de lo que ha sucedido, de lo que ha cambiado, de nuestra realidad actual. Cuando inculpamos, siempre nos volvemos hacia el pasado, mirando hacia atrás y preguntándonos cómo podrían haber resultado las cosas. Más aun, la inculpación depende de suposiciones. Suponemos que si alguien hubiera actuado de una manera diferente, esto no nos hubiera ocurrido —aun cuando no hay ninguna garantía de eso. Lo que se encuentra en el pasado ya sucedió y terminó, y repasar el escenario una y otra vez en tu mente no te llevará a nada productivo.

Lo más destructivo que podemos hacer es culparnos a nosotros mismos. Cuando termina una relación, por ejemplo, nuestra reacción instintiva es preguntarnos qué hicimos mal, qué habríamos podido haber dicho de otra manera, y cómo fue culpa *nuestra*. Nos culpamos cuando nos despiden del trabajo. Nos culpamos cuando no podemos quedar embarazadas o cuando perdemos un bebé. Nos culpamos cuando nadie parece querer tener una relación con nosotros. Nos culpamos si nuestros hijos enferman. Nos culpamos por no tener el valor de cambiar de empleo o de perder peso.

Lo que no vemos son las miles de razones más allá de nosotros que han podido ocasionar estos cambios de vida. Quizás la ruptura de tu relación no tuvo nada que ver contigo, y sí con el hecho de que tú y tu pareja no eran compatibles. O quizás te despidieron por razones económicas que no guardan ninguna relación con tu desempeño laboral. O quizás la vida tenga un plan diferente y hay razones, que ahora son invisibles, por las que algo sucede.

[La inculpación] es un recurso muy común, antiguo, bien perfeccionado, para tratar de sentirnos mejor. Culpar a los otros. Inculpar es una manera de proteger tu corazón, de tratar de proteger aquello que es suave, abierto y tierno en ti mismo. En lugar de apropiarnos de este dolor, nos esforzamos por encontrar un terreno en el que nos sintamos más cómodos.
— *Pema Chödrön*

Al culparte a ti mismo, quedas estancado en viejos patrones, viejas emociones y viejas maneras de ver la vida. La inculpación te distrae de mirar los hechos, libre de emociones. También te impide hacer lo que necesitas hacer —introducir cambios en la forma en que cuidas de tu salud, aprender a administrar tus finanzas, empacar y mudarte, o perdonar a alguien. Deja de decirte a ti mismo, *Hubiera debido hacer esto o hubiera debido decir aquello*. ¿Para qué sirve? La inculpación nunca ha ayudado a nadie a conseguir algo. La verdadera pregunta es, entonces, *¿qué puedo hacer ahora?* Cuando la inculpación no es una opción, ¿cuál es tu alternativa?

El antídoto contra la inculpación: la honestidad

Comienza por abandonar las excusas

Todos tenemos una historia o una lista de excusas para explicar por qué se ha dado un cambio. Pero el antídoto contra la inculpación es la honestidad, no las excusas. Cuando somos honestos, aceptamos la realidad de nuestra situación actual y enfrentamos el trabajo que debemos realizar para superarla, sin importar quién más podría estar involucrado en ella. La honestidad no nos permite permanecer inactivos con nuestras excusas y ser perezosos. Por consiguiente, nos inspira a transformar nuestra situación y a elevar nuestros criterios sobre el tipo de vida que queremos vivir.

Las mujeres con frecuencia culpan a sus esposos por la ruptura de su matrimonio. Una vez conocí a una mujer llamada Joanne. Doce años después de su divorcio, aún creía que su ex marido era la única persona responsable por la ruptura de su matrimonio.

> *Dios, concédeme la serenidad para aceptar las cosas que no puedo cambiar, el valor para cambiar las cosas que puedo cambiar y la sabiduría para conocer la diferencia.*
> *—La oración de la serenidad*

Estaba atrapada en esa creencia y, como resultado, nada avanzaba en su vida. Ciertamente, ya no llevaba su anillo de casada pero, aparte de eso, su mundo interno y externo no había cambiado realmente.

Nada que valga la pena ha sido creado a partir de la inculpación. Nada. Lo único que hace es inmovilizarte y darte una excusa para no aprender y avanzar con el resto de tu vida.

En ocasiones, cuando pones un espejo frente a la vida de la gente, hay un momento de claridad. Joanne vio algo que no quería ver antes. Durante su matrimonio, se había concentrado únicamente en sus hijos. Había renunciado a sus sueños y no había prestado atención a ser una esposa amorosa y, como había dejado de concentrarse en sí misma, había subido mucho de peso. Eventualmente, se dio cuenta de que ella, también, compartía la responsabilidad del divorcio. Esto no disculpaba el comportamiento de su ex marido, pero ahora podía ver las cosas desde la perspectiva que tenía él.

Hoy en día, Joanne es una persona mucho más feliz. Ya no está cargada de culpa. Ahora es un excelente ejemplo para sus hijos, quienes se sienten aliviados de que su madre haya superado la costumbre de decir cosas terribles sobre su padre.

☑ Actúa

Dedica un minuto a escribir todas las historias y excusas que te dices a ti mismo continuamente para explicar un cambio, y luego pregúntate, ¿es esto realmente cierto? Por ejemplo:

- Él (o ella) rompió conmigo porque...
- Estoy enfermo porque...
- Rompí porque...
- Me estoy divorciando porque...
- Estoy soltero porque...
- No puedo perder peso porque...
- Mi jefe me odia porque...
- Mi madrastra no me quiere porque...
- No puedo conseguir un empleo porque...
- No hablo con mi padre porque...

No busques atribuir a alguien la culpa, sino más bien explora honestamente en qué forma tu propio comportamiento contribuyó a crear el problema o a empeorarlo. Después de todo, la persona a quien culpas ya ha avanzado hacia otras cosas mejores. Tú también mereces esas cosas. ¿Puedes reconocer tu patrón de inculpación? Optar por perdonar a alguien (incluyéndote a ti mismo) es, a menudo, el catalizador de un cambio importante.

Abandona los rótulos

*No juzgues el cambio como bueno o malo. Sólo deja que suceda.
Una y la misma cosa puede ser simultáneamente buena, mala
e indiferente; por ejemplo, la música es buena para la melancolía, mala para quienes están en duelo, y no es buena ni mala
para los sordos.*

—Baruch Spinoza
Filósofo holandés

La mayor parte de la gente diría que casarse es algo bello y que
el divorcio es algo terrible. Pero pregúntales algunos años más
tarde y es posible que obtengas una respuesta completamente
diferente. Otros dirían que tener un hijo fue la cosa más maravillosa que les ha sucedido; pero cuando el hijo crece y ya no les
habla, cantan otra tonada. ¿Alguna vez has perdido un empleo y
te sentiste desolado, para luego descubrir, después del impacto
inicial, que era una bendición disfrazada? ¿O que te hayan dejado sólo para pensar, después de unos pocos meses en los brazos de tu nuevo amor, *Gracias al cielo aquella persona me dejó*?

Wingate Paine, autor de *The Book of Surrender* (*A Journey to
Self-Awareness Inspired by the Words of Emmanuel*), escribió alguna vez, "Malo es la forma en que vemos aquellas experiencias
cuyo papel en nuestro crecimiento aún no comprendemos".
Permanece abierto al cambio, observa tu vida, toma distancia
—y *maravíllate*. Siempre hay múltiples realidades, múltiple posibilidades de significado y cosas a las que puede llevarnos el
cambio.

Los maestros del Zen enseñaban que nadie debía resentir jamás un acontecimiento o cambio difícil, sino que la persona debería aguardar a comprender su pleno propósito. Como dice un relato:

> Un granjero que acababa de comprar un caballo fue a buscar a un maestro Zen cuando el animal huyó del establo. Le dijo, "¡Maestro! ¡El caballo escapó! ¡El caballo escapó!"
>
> El maestro Zen le dijo al granjero, "¿Quién sabe si eso será una cosa buena o una cosa mala?"
>
> Tres días más tarde, el mismo granjero se presentó ante el maestro Zen, llorando esta vez. Dijo que su único hijo, su única ayuda en la granja, había caído de uno de los caballos y se había lastimado la espalda. Por lo tanto, estaba enyesado y ya no podía trabajar.
>
> El maestro Zen repitió, "¿Quién sabe si esto será una cosa buena o una cosa mala?"
>
> Varios días después, un grupo de soldados llegó a la granja. Estaban reclutando jóvenes de la región para la guerra. Puesto que el hijo del granjero estaba enyesado, no lo reclutaron. Se llevaron a todos los otros jóvenes de la aldea para que fueran a combatir.

Cambia el quinto demonio: la culpa

La culpa es rabia dirigida contra nosotros mismos.
—Peter McWilliams

Todos sabemos qué se siente al sentirnos culpables. La culpa puede comenzar en el momento presente, por algo que haya ocurrido recientemente, o es posible que haya comenzado muchos años atrás. La gente puede sentirse culpable por cualquier cosa: por el tipo de padre o madre que es, por la forma en que trabaja, por su peso, por lo que come, por lo que le dijo a alguien, por el dinero que gasta, por una decisión que tomó. La lista es interminable. Lo que debemos recordar es que ese sentimiento de culpa y de remordimiento es un proceso natural de crecimiento. La culpa está ahí para ayudarnos a despertar, a reconocer nuestra humanidad. Comienza a considerar la culpa como parte de tu sistema de orientación emocional, como una emoción más que te permite saber que te has desviado ligeramente de la ruta. Cuanto más pronto te desprendas de la culpa, más rápido superarás el cambio.

El antídoto contra la culpa: el perdón

Cuando te sientes culpable, el verdadero obstáculo es la incapacidad de perdonarte a ti mismo. No siempre tienes las respuestas. En ocasiones te equivocas. En ocasiones dices lo que no debes. En ocasiones harías cualquier cosa por cambiar lo que ocurrió. Y en ocasiones cometes el mismo error una y otra vez. Pero si haces el esfuerzo de perdonarte, la culpa será algo del pasado.

Uno de mis mejores amigos se divorció después de diez años de matrimonio y dos hijos. Aún no ha encontrado la manera de perdonarse por su decisión. Cuando lo miras a los ojos, ves su culpabilidad. Piensa que hubiera debido hacer las cosas de una forma diferente. Se siente culpable por lo que el divorcio pueda significar para sus hijos y paras las otras personas implicadas. Aun cuando la ruptura sucedió hace tres años, todavía se encuentra en una prisión de culpabilidad, y no advierte que la puerta está abierta y tiene el poder de escapar. Cuando intenta deshacerse de la culpa, encuentra otra cosa por la cual sentirse culpable. Piensa en su ex esposa, en sus padres o en algo que puedan haber dicho sus hijos. Es una esponja para la culpa; la absorbe donde quiera que vaya.

Lo que más necesita es escapar de su celda perdonándose completamente por el pasado. Necesita recuperar su poder y dejar de alimentarse de culpa. Pero hasta que no diga, "Basta. Estoy lleno. Ya he comido suficiente culpa", siempre habrá más culpa por consumir. Es preciso rechazar el plato de la culpa y decir, "No más. Esto no es bueno para mí". Ha llegado el momento de hacer una dieta de no comer culpa.

¡La culpa posiblemente sea la compañera más dolorosa de la muerte!
—Coco Chanel

Los demonios del cambio están ahí para servirnos. Todos tienen una función única. Todos nos ayudan a refinar nuestras acciones y perspectiva. La culpa puede ser una gran bendición cuando la usamos bien, cuando desencadena un cambio en nuestro comportamiento, cuando finalmente nos lleva a asumir una posición a favor de algo o de alguien, cuando, finalmente, no sólo nos perdonamos a nosotros mismos, sino también pedimos perdón a alguna persona a quien hayamos podido herir. La culpa no siempre es algo malo; puede ser la salida a un patrón de comportamiento si optamos por verla de esa manera.

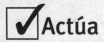

Actúa

¿De qué te sientes culpable? Puede ser algo relacionado con tus padres, tu relación, tu trabajo, tu peso o una mentira que dijiste.

¿Cuánto más tiempo quieres vivir con esta culpa?

¿Cuál es la verdad acerca de cada una de estas situaciones?

¿Cómo la vería otra persona? ¿Cómo la vería Dios?

Para cada una de las cosas que hayas identificado, pregúntate si puedes perdonarte y sustituir la culpa por un sentimiento mejor. ¿Cómo puedes hacer que esta situación mejor?

Cambia el sexto demonio: la vergüenza

Una vez que nos damos cuenta de que la comprensión imperfecta es la condición humana, no hay vergüenza en equivocarse; únicamente en no corregir nuestros errores.

—George Soros

Cuando estamos en medio del cambio, tendemos a creer todo lo que nos dice nuestra mente. Si nos dice que somos estúpidos, que no nos quieren, que no somos lo suficientemente capaces, que estamos solos, que no podremos cambiar, habitualmente lo creemos y nos ocultamos del resto del mundo, avergonzados.

La vergüenza está presente a menudo cuando haces algo que la sociedad o tu tribu no aceptan con facilidad. La gente que te rodea tiene a menudo muchas ideas acerca de cómo debería desenvolverse tu vida y, por lo general, no vacilan en manifestártelas. Esto representa es una inmensa presión y una carga que llevas sobre los hombros. Vivir de acuerdo con las expectativas de los demás es una carga increíble que nadie debe soportar.

Cuando sucede un cambio o cuando encuentras el valor de cambiar algo, la vergüenza tiende a aparecer. Esto requiere adoptar otra posición y buscar aun más valor para enfrentar la opinión que tiene la gente de tus tus acciones. Todos nos avergonzamos de cosas que nos ocurrieron o que no nos ocurrieron.

Es posible que te hayan diagnosticado un cáncer, hayas descubierto que tu hijo es un adicto, o que te hayan despedido del empleo. Quizás tengas deudas, no hayas adquirido una vivienda propia, no hayas asistido a la universidad, o hayas tratado de perder peso durante años. En cuanto más rápido nos deshagamos de las percepciones de los otros, más rápido fluirá una energía positiva y sanadora a través de nosotros. No permitas que la tribu dictamine todos los aspectos de tu vida: lo que haces, lo que usas, con quién te casas, si te divorcias, si te mudas a otra ciudad. La vergüenza aparece también de tener que pedir ayuda, tener que comenzar algo nuevo, tener que admitir que no lo sabemos todo, o que no estamos tan enteros como la gente cree o como deberíamos estar. También queremos desesperadamente lucir bien.

Cuando aparezca la vergüenza, úsala como una oportunidad para poner a prueba tu fortaleza, para recuperar tu poder y para avanzar con tus acciones y opciones a pesar de las opiniones y expectativas de los demás. Sé un pionero. Haz lo inesperado. Corta el cordón umbilical que aún te ata a la sociedad y a tu tribu.

El antídoto contra la vergüenza: el honor

Recuerdo que se me pidió que hablara en una conferencia en Nueva York hace casi diez años. Había tenido un mal día, pero me había comprometido con este evento, así que asistí. Cuando me pidieron que me presentara, quedé paralizada. Respiraba con dificultad, mi garganta se cerró y me ruboricé. Apenas conseguí articular tres palabras. Estaba horrorizada y decepcionada de mí misma. Pero lo que sentía en realidad era una vergüenza inmensa. Me avergonzaba ser percibida como una tonta ridícula en lugar de una ejecutiva exitosa y confiada. Estaba segura que se reirían de mí. Había querido lucir bien, hablar bien, ser admirada y respetada. Pero la vida me dio otro resultado. Lo único que deseaba era ocultarme y no hablar en público jamás en mi vida. Me tomó años reunir la confianza necesaria para presentarme ante una audiencia otra vez.

Eventualmente, acepté y honré mi traumática experiencia de hablar en público. El honor proviene de aceptar todo lo que te ha sucedido —lo bueno y lo malo, tus opciones, decisiones y errores. Evoqué aquel momento y le pedí que me revelara la lección que tenía para mí. Intenté comprender por qué había ocurrido. Pronto advertí que estaba más preocupada por lucir bien y agradar a los demás que por comunicar algo de valor a mi audiencia. Y cuando hablé acerca de esta experiencia con mis amigos, se mostraron sorprendidos. Todos pensaban que me fascinaba hablar en público. Pero al compartir abiertamente mis angustias y sacarlas a la luz, descubrí que la situación no era tan terrible como la había imaginado. Aún tenía amigos que me querían y me respetaban, y tendría muchas más oportunidades de hablar en público.

Aprendemos mucho más de nuestros errores que de nuestros aciertos. Desde entonces he recibido muchas invitaciones para hablar, actuar e improvisar clases, y he aceptado que, cuando hablo en público, no se trata de mí. Se trata de lo que doy al público —de cómo puedo ayudar.

Hay un relato maravilloso acerca de un abuelo cherokee que habla con su nieto. El abuelo le explica, "Hay dos lobos que viven dentro de cada uno de nosotros. Uno está lleno de ira, odio, lujuria, culpa, envidia, temor, celos e indignación frente a las injusticias que se cometen con él. El otro está lleno de compasión, fe, bondad, humildad y comprensión". El nieto le pregunta, "Abuelo, ¿cuál de los lobos es más fuerte?" y el abuelo responde, "Aquel al que alimentamos".

A medida que vivimos cada día, preguntémonos, "¿A cuál de los lobos interiores estoy alimentando... al lobo destructivo o al lobo amoroso?" Si advertimos que estamos alimentando al lobo destructivo (con los demonios del cambio), nos debemos a nosotros mismos y al mundo hacer todo lo posible por fortalecer al lobo amoroso y hacer que prevalezca.

Apropiarte del cambio te liberará. Cuanto más rápido lo hagas, más rápido tendrás una sensación de alivio.

Aprende de tus demonios del cambio

Tenemos entre 50.000 y 60.000 pensamientos al día. El 90 por ciento de ellos son negativos.
                                        —Deepak Chopra

Para tener una mentalidad nueva, optimista, que te permita sobrellevar el cambio, es esencial recuperar el control sobre tus pensamientos y emociones negativas. Traba amistad con todos tus demonios del cambio y conviértete en un experto en identificar cuál de ellos está presente. Es muy liberador encontrarlos y enfrentarlos directamente. Mientras pasas por un cambio, puedes comenzar a reconocerlos a medida que aparecen: *Ah, aquí está la inculpación, allá la culpa, ahora me siento impaciente*, etc. Debes enfrentarte a ellos; no huyas. Proyecta una luz sobre ellos, no los ignores. Si aparece un demonio, reconoce lo que tiene que decir y luego sustitúyelo eligiendo un sentimiento que te ayude a sentirte un poco mejor.

Comenzarás a ver si eres una persona que culpa a todos por todo o si tiendes a sentirte sola y avergonzada. O quizás siempre te sientes culpable. Una vez que hayas identificado tus demonios del cambio y hayas trabado amistad con ellos (al menos hayas sido *amistoso* con ellos), puedes optar por voltear la moneda y sustituirlos por algo como la entrega, la honestidad o el perdón.

Cuando aparece uno de los demonios del cambio, haz una pausa —como si estuvieses en un auto, conduciendo en la dirección equivocada— y recuerda el GPS del cambio. Pregúntate dónde estás ahora en en cuanto a tus sentimientos y emociones, y dónde quisieras estar. Concéntrate en dirigirte hacia un lugar donde te sientas mejor, y verás con qué rapidez superas el cambio y te encaminas hacia la siguiente fase de tu vida.

Los primeros 30 días: qué debes recordar

1. Hay seis demonios principales del cambio: temor, duda, impaciencia, inculpación, culpa y vergüenza. Como parte del GPS del cambio, existen para guiarte de regreso a tu ruta. Así, aun cuando puedan ser dolorosos, están ahí para servirte. Reconoce qué demonios están haciendo que este cambio sea difícil para ti.

2. Permítete ser humano. Todos sentimos estas emociones. Sé más bondadoso y amable contigo mismo cuando aparezcan tus demonios.

3. Todo demonio del cambio puede ser sustituido por una emoción y un sentimiento positivos, que pueden ayudar

a alejarte del dolor y el sufrimiento. Siempre puedes optar por sentirte mejor. ¡Sé más selectivo con tus emociones! A continuación hay una lista de los demonios y de sus respectivos antídotos:

Demonio	Antídoto
1. Temor	Fe
2. Duda	Entrega
3. Impaciencia	Resistencia
4. Inculpación	Honestidad
5. Culpa	Perdón
6. Vergüenza	Honor

A medida que avanzas por el camino
de la vida, llegarás a un gran abismo.
Salta. No es tan lejos como creías.
—Refrán indígena norteamericano

El don de la aceptación

Resistirse al cambio no es la respuesta

Principio 5: Las personas que sobrellevan con éxito el cambio saben que cuanto más rápido acepten el cambio, menos dolor y dificultades experimentarán.

Abandona la idea de cómo debería ser la vida.

Como dijimos en el capítulo anterior, las ideas que tienes acerca del cambio afectarán decisivamente cómo te sientes cuando lo experimentas. Pero es igualmente importante aprender a aceptar el cambio que ha llegado a tu vida. Cuando aceptas el cambio, esto significa que has asumido tus nuevas circunstancias sin luchar, argumentar, explicar, o preguntarte, *¿qué habría sucedido si …?* Cuando sé de alguien que tiene dificultades para aceptar el cambio, siempre recurro a una analogía que escuché (del libro de Esther y Jerry Hicks, *Teachings of Abraham*) acerca de un bote en el río: cuando te resistes al cambio, es como si remaras hacia arriba contra la corriente. Todo lo que es apropiado para ti ahora está delante de ti, así que el cambio resulta difícil cuando intentas remar río arriba al lugar donde te encontrabas antes. Cuando se da el cambio, a menudo miramos hacia atrás con anhelo a lo que solíamos tener o a lo que solíamos ser. No nos agrada el lugar a donde el río (la vida) parece llevarnos, así que nos esforzamos por detener el movimiento. Nos aferramos a las rocas, remamos vigorosamente río arriba, y ¡eso es lo que dificulta el cambio!

Pero la realidad es que, nos demos cuenta o no, todo lo que queremos está ahora río abajo. Y de cualquier manera, es imposible regresar río arriba, así que no tenemos más opción que soltar los remos y dejar de resistirnos. Pronto nuestro bote se orientará naturalmente en la dirección correcta —esto sucede con bastante rapidez una vez que dejamos de luchar contra la corriente— y las cosas serán menos traumáticas. Durante el cambio, recuerda siempre: si sientes dolor o estrés, esto significa que estás remando contra la corriente. A pesar de lo difícil que parezca, acepta lo que ha ocurrido y avanza en la dirección del río. Él sabe a dónde llevarte.

Cuando no aceptamos el cambio, nos resistimos al movimiento de avance que nos lleva a la siguiente fase de nuestra vida, y permanecemos estancados en lo que fue nuestra vida alguna vez. Este concepto es sencillo de comprender, pero mucho más difícil de poner en práctica en la vida real. Confíen en mí, lo sé.

Pasé la mayor parte de mi vida adulta resistiéndome a la manera en que se daban las cosas, deseando y esperando que fuesen diferentes. Sólo recientemente me he adaptado a los hechos de mi vida y, al hacerlo, he descubierto un gran sentido de paz y satisfacción. Al crecer viajando por todo el mundo, sentía que mi vida era un ejercicio permanente que consistía en aceptar las cosas que estaban fuera de mi control. Constantemente debía adaptarme a nuevas escuelas, a nuevos amigos y a otras culturas. Pero uno de mis momentos más importantes de aceptación no guarda ninguna relación con mudarme: tuvo que ver con nadar. Crecí principalmente en Hong Kong y aprendí a nadar cuando era muy joven. Pronto formé parte del equipo nacional de natación y estaba compitiendo en toda Asia. Nadaba cuatro horas al día, de cinco a siete de la mañana, y de seis a ocho de la noche. Me acostaba con el traje de baño puesto para tener unos minutos más de sueño en la mañana. La natación era mi pasión. Mi entrenador me dijo que llegaría a competir en los Juegos Olímpicos. Y estaba en ese camino: ganaba medallas, una de ellas fue la de los cien metros mariposa en la categoría de mujeres en Asia, y califiqué para muchos de los eventos preolímpicos.

Luego mi vida cambió abruptamente. Mi padre decidió que nadar no era una opción viable de carrera para mí, y que debía concentrarme más bien en mi educación, así que me envió a un estricto internado para jóvenes en Inglaterra. Mientras el núcleo de mi equipo de natación avanzó a los Juegos Olímpicos de Seúl en 1988, yo me encontraba tratando de adaptarme a una nueva escuela, a miles de kilómetros de distancia de mi familia y mis amigos. Pasé de entrenar cuatro horas al día a no entrenar en absoluto. Pasé de ser una nadadora reconocida a desaparecer en la campiña inglesa. Estaba sola y atemorizada. La natación era lo único que había conocido. Pasé muchos días enojada y odiando el nuevo ambiente

> *Cuando discutes con la realidad, pierdes, pero sólo el 100 por ciento de las veces.*
> —*Byron Katie*

en el que me encontraba, pero no podía hacer nada al respecto. Tenía que aceptar mi nueva situación. Dado que no tenía opción, cambié de perspectiva, me concentré en mis estudios e intenté salir de allí tan rápido como fuese posible. Me gradué a los dieciséis años. La vida, obviamente, tenía otros planes para mí.

La mentalidad del optimista: Acepta tu paso por el cambio

Todos los pensamientos que comienzan por *No puedo, no lo haré* o *no lo hago* significan resistencia. Podemos negar el cambio o ignorarlo, pero es demasiado poderoso y resulta imposible resistirse a él por mucho tiempo. Piensa en el océano: no importa si eres el ingeniero más ingenioso, no podrás impedir que las olas se estrellen contra la playa. Es tonto pensar que eres más inteligente que las olas o que la dirección natural en la que fluyen las cosas. Lo mismo sucede con el cambio. Podemos resistirnos continuamente a lo que ha cambiado pero, con el transcurso del tiempo, eventualmente nos adaptaremos a la nueva forma de vivir. Piénsalo: después de un doloroso divorcio, ambas partes se recuperan y conocen a otras personas. Después de perder tu empleo, encuentras un cargo mejor. Después de que te diagnostican diabetes, cambias tus hábitos alimenticios y pronto te sientes mejor. E incluso después de uno de tus cambios más dolorosos —la muerte de un ser querido— eventualmente te adaptas a una nueva forma de vida.

El hermano mayor de Charlotte murió en un terrible accidente, y su madre tardó once años en aceptar finalmente la tragedia. Conservó la habitación de su hijo exactamente como estaba el día en que murió. Durante esos once años, entraba en su habitación y lloraba. "Paralizó su vida durante años", me dijo Charlotte. "No podía enfrentar la realidad, no podía aceptar que no tenía control de esta situación, y no podía ver que personas como yo y sus amigos necesitábamos qué regresara a estar con nosotros". Finalmente, después de un extenso período de duelo, la madre de Charlotte llegó a comprender que debía aceptar la situación y se esforzó por continuar con su vida. Escribió un libro de cocina con sus recetas predilectas, vendió la casa en la que había criado a sus hijos y regaló la ropa de su hijo a un asilo local para personas sin hogar.

Es posible que tengamos un plan paso a paso de cómo deben desarrollarse nuestras vidas pero, como todos lo hemos visto, la vida tiene sus propios planes; es una ilusión pensar que tenemos el control. Aceptar el cambio es lo mejor que podemos hacer por nosotros mismos, porque el cambio tendrá lugar querámoslo o no. Es absolutamente imparable. Basta con mirar el cuerpo humano: nacemos, envejecemos y nos arrugamos, y algún día moriremos. Estas son algunas de las cosas más básicas de la vida que están fuera de nuestro control; no podemos evitarlas. Y si podemos aceptar que algunos días serán cálidos y otros fríos, que unos días estaremos felices y otros melancólicos, debemos aprender a mostrar la misma aceptación con respecto a los otros cambios que afectan nuestra vida.

Sin embargo, aprender a aceptar los cambios no significa que no puedas lamentarlos —incluso los cambios positivos. Está bien sentirte perdido durante algún tiempo. Hablaremos sobre esto más adelante, pero recuerda que esta es una fase importante de sobrellevar un cambio. Debes darte el espacio necesario para sentirte triste, enojado, frustrado o atemorizado. Puedes llorar, gritar, lanzar cosas y sentirte enojado con la vida. Pero cuando lo has expresado todo, comienza a prepararte para avanzar hacia la luz. Lo harás cuando aceptes lo que ha sucedido.

Aceptar nuestra realidad no sólo nos ayuda a hacer la transición del pasado al presente, sino que nos da una visión mucho más clara de lo que ha cambiado en comparación con lo que ha permanecido igual. Cuando pasamos por un cambio, es fácil comenzar a hacer una lista de todas las otras cosas "terribles" que nos han sucedido. Ciertamente, es posible que hayas terminado recientemente una relación, pero aún tienes a tu familia, tus amigos, tu empleo, tus habilidades, tus pasiones y tu creatividad. Es posible que tu mejor amigo se haya mudado a otro país, pero todavía puedes escribir y llamar, y tienes a muchas otras personas en tu vida, muchas aficiones y un trabajo que disfrutas. Has aceptado el cambio cuando comprendes que ahora mismo es posible que tú te hayas separado de tu esposo, pero que el resto de tu vida sigue funcionando; todavía tienes un hogar, un hijo y una carrera. Asegúrate de concentrarte en aquellas cosas de tu vida que no han cambiado. Ellas te darán la fuerza necesaria para seguir adelante. Recuerda: las cosas son como son— y en cuanto más rápido lo aceptes y pongas en práctica las acciones correctas, más libre te sentirás.

> *Por lo tanto, hay un momento para avanzar y otro para permanecer detrás. Hay un momento para respirar con facilidad y otro para respirar con dificultad. Hay un momento para ser vigoroso y otro para ser delicado. Hay un momento para recolectar y otro para entregar. ¿Puedes ver las cosas como son y permitir que sean por sí mismas?*
>
> *—Lao-tzu*

Realidad vs. ilusión

Cuando aceptamos un cambio, es esencial reconocer que algo efectivamente sucedió, sin hacer de esta nueva situación una parte fija y permanente de tu vida. Es un equilibrio delicado, pero a medida que aceptas con facilidad más cambios en tu vida, aprenderás a diferenciar la realidad de la ilusión. La *realidad* son los hechos absolutos que conforman la situación, que rodean tu cambio. La *ilusión* es la idea que creamos en torno al cambio, lo que damos por hecho que significa. Ahí está la diferencia: la realidad dice que tu relación ha terminado, mientras que la ilusión dice que nunca conocerás a otra persona, que nunca serás feliz de nuevo.

Cuanto más rápido aceptes que algo ha ocurrido o debe ocurrir, más pronto avanzarás por el trayecto más doloroso del cambio hacia la nueva etapa de tu vida. Es posible que vaciles en aceptar el cambio porque sientes que le estás dando la victoria si lo reconoces como verdadero. Pero cuando aceptas tus nuevas circunstancias, eres tú quien resulta victorioso porque el cambio deja de tener poder sobre ti. Si te resistes al hecho de que tienes sobrepeso y mantienes tus malos hábitos alimenticios y de ejercicio, permanecerás estancado en el mismo patrón de ganar peso. Pero si aceptas la realidad y la verdad acerca de tu peso, estarás más motivado para el cambio. En lo que se refiere al cambio, la verdad realmente te hará libre.

Una mujer maravillosa que conozco siempre ha tenido problemas de dinero. Ha soñado con ser actriz durante muchos años y, valerosamente, ha permanecido firme en este camino. La realidad, sin embargo, es que está en la ruina. Hay días en los que no tiene dinero para comer, y días en los que se odia a sí misma y siente que toda su vida se derrumba. Cree que si consiguiera un empleo sencillo que le permitiera pagar sus cuentas, estaría traicionando su vocación y ya no sería libre de continuar con su carrera artística. Pero, de nuevo, la realidad le demuestra que no tiene dinero y sí muchas deudas. Habría podido conseguir fácilmente un empleo, pero estaba tan atrapada en su ilusión, que creía que un empleo diurno interferiría con cu capacidad de presentarse a las audiciones, que la gente no la respetaría tanto si hiciera otra cosa, y que ningún otro trabajo sería tan emocionante o interesante como la actuación. Eventualmente, la realidad se impuso. "Finalmente acepté que estaba viviendo una ilusión. La realidad es que un empleo sólo me ayudaría a pagar algunas cuentas; no sería un reflejo de quién soy como persona. Hice a un lado mi orgullo e hice lo que tenía que hacer", dice. Al aceptar la realidad, aumentó también su confianza en el futuro. Y, como lo quiso la vida, cuando trabajaba en un restaurante conoció al productor de un importante programa de televisión, y en otro conoció al director de reparto de una gran película de Hollywood, en la que tuvo un pequeño papel. Su consejo: "Acepta las cosas como son, enfrenta los hechos, sé honesto contigo mismo y luego haz lo que debes hacer".

Nuestros demonios del cambio y la aceptación

Antes de poder aceptar los cambios en tu vida, debes reconocer qué es lo que desencadena tu resistencia a ellos. Como lo aprendimos en el capítulo anterior, nos resistimos al cambio con mayor frecuencia cuando aparecen uno o varios de nuestros demonios del cambio. Es absolutamente natural experimentar temor, inculpación, impaciencia, culpa, duda o vergüenza durante un cambio, pero es igualmente importante superar estos sentimientos y pasar a sentimientos de comprensión y aceptación.

La vergüenza durante un cambio puede hacer que te resulte muy difícil aceptar tu nueva realidad porque estás demasiado ocupado preocupándote por las opiniones que crees que otras personas se han formado de ti. Si no fuiste aceptado en la universidad, no puedes quedar embarazada, fuiste despedida de tu empleo o se te diagnosticó un cáncer, es probable que hayas experimentado —o estés experimentando— algún tipo de vergüenza respecto a esa situación. Quizás sientes que tus compañeros te juzgarán, o que tus padres se decepcionarán, o que tus colegas te tratarán de una forma diferente. Preocuparse por lo que piensan los otros de ti no te enloquecerá, todos lo hacemos, pero si quieres superar la dolorosa transición del cambio y avanzar hacia la siguiente etapa de tu vida, debes aceptar abiertamente lo que haya ocurrido como una realidad. Deberás comenzar por aceptar y honrar el cambio como parte de tu vida ahora.

Cuando el cambio duele, el medicamento que te hará sentir mejor es, en realidad, muy sencillo: debes recuperar tu poder. Sé audaz. Tú eres la única persona que sabe realmente qué te conviene. La sociedad puede decir que no es "normal" que una mujer soltera tenga un hijo o que no es "normal" enamorarse de alguien del mismo sexo. La lista es interminable. ¿Es "normal" romper un compromiso? ¿O abandonar un empleo con un buen salario porque no estás contento? Eres tú quien decide qué es lo mejor para ti. ¿Quién dice que el divorcio no puede ser una gran bendición? Si estás casada con la persona equivocada, alguien que te ha hecho profundamente desdichada e insegura, entonces ciertamente lo es. Cuanto más confiadamente aceptes el cambio, más te aceptará la gente que te rodea como eres y las decisiones que tomas.

Aceptar los cambios positivos

Los cambios negativos no son los únicos que resultan difíciles de aceptar. Los cambios positivos también pueden ser intimidantes y provocar ansiedad. Si sucede algo bueno, es posible que temamos que el cambio no dure, o que, de alguna manera, no seamos dignos de él. O quizás temamos no poder asumir la nueva responsabilidad que implica el cambio. O es posible que no hayamos esperado este cambio y que la sorpresa sea demasiado para soportarla. Pero, principalmente, sentimos que no tenemos control sobre qué, exactamente, significa esta nueva cosa, o sobre cómo nos verá ahora la gente.

Un nuevo cambio positivo puede con frecuencia llevarse algo consigo, así que puede haber también una sensación de vacío. Y un cambio positivo a menudo requiere trabajo. Es por eso también que algunos de nosotros vacilamos en buscar cambios positivos que mejorarían nuestra vida. Es posible que queramos bajar de peso, pero no hacemos nada al respecto por temor a que la pérdida sea transitoria. Y si perdemos todo el sobrepeso, nos preocupamos por no poder mantener el nuevo peso. Si súbitamente ganamos mucho dinero, tememos que nuestros amigos se sientan celosos. Si dejáramos de sentirnos desdichados, quizás perderíamos el apoyo que recibimos de tantas personas. Si tenemos un bebé, debemos esforzarnos por ser buenos padres y tendremos que hacer sacrificios. Entonces, también nos resistimos a los cambios positivos y los saboteamos. Recaemos en nuestros viejos patrones de comportamiento y en lo conocido. Cuando nos quedamos en el pasado, al menos sabemos lo que sentimos.

Un optimista del cambio recuerda siempre aceptarse a sí mismo. Debemos aceptar que debemos ser nuestros mejores amigos y ser bondadosos con nosotros mismos cuando pasamos por un cambio. Culparnos es contraproducente para un cambio saludable. Se te permite —es más, se te alienta— a tratarte a ti mismo con amor y respeto.

Pregúntate, *¿estoy siendo bueno conmigo mismo? ¿Estoy permitiendo que suceda este cambio?*

Ayudar a un amigo a sobrellevar el cambio

En ocasiones, necesitamos también aceptar los cambios de nuestros amigos. A menudo no nos damos cuenta cómo estamos reaccionando frente a su situación porque nuestras intenciones son buenas. La famosa bailarina Isadora Duncan tenía dos hijos pequeños que murieron trágicamente en un accidente automovilístico. Después de esto, el sufrimiento de Isadora se hizo insoportable y, sencillamente, no podía aceptar lo que había ocurrido. Lo único que podía hacer era hablar de ellos: de sus sonrisas, sus comidas predilectas y sus cosas preferidas. Sus amigos no sabían cómo ayudarla a superar esta etapa, así que cambiaban de tema. Intentaban distraerla, llevándola a sitios que no conocía y alegrando la conversación si se ponía demasiado sombría. Nada de esto hacía que Isadora se sintiera mejor.

Un fin de semana, una amiga a quien no había visto desde su tragedia invitó a Isadora a Italia. Esta amiga hizo algo muy diferente: pidió a Isadora que le contara todo sobre sus hijos —todo el dolor, todos los recuerdos, todos los sentimientos que experimentaba. Su amiga no intentó cambiar de tema; escuchó y lloró. Se centró únicamente en "estar" con ella e Isadora sintió que su dolor se aliviaba un poco por primera vez. ¿Por qué? Finalmente, alguien había podido sentir plenamente, escuchar y aceptar todo su dolor y sus emociones. Esto le permitió comenzar a superar lo que había sucedido.

Cuando eres amigo de alguien, a menudo lo ayudas a sobrellevar un cambio. Recuerda esto cuando te esfuerces por ayudar a amigos que lo necesitan: si aceptas lo que están diciendo, se sentirán escuchados y comprendidos. Sólo entonces tendrás la capacidad de orientarlos, de ayudarlos a encontrar su camino y alegrarlos. Pero la aceptación no es lo mismo que estar de acuerdo. Puedo aceptar que un amigo se sienta inseguro; puedo aceptar que se sienta solo; puedo aceptar que alguien haya renunciado a creer en Dios. Pero esto no significa que esté de acuerdo con lo que está sintiendo. Aceptar sencillamente su dolor, su temor o cualquier otra emoción es suficiente para ayudar. Lo más importante es que se sienta escuchado.

La mentalidad del optimista: dejar atrás el pasado

Como lo aprendimos antes, bien sea ante un cambio positivo, como casarse o tener un bebé, o un cambio más difícil, como ser tratado por una enfermedad, es importante que abandonemos nuestras viejas formas de ser y de vivir. Esto no siempre es fácil. Abandonar cualquier cosa implica una sensación de pérdida y confusión, de estar entre dos mundos. Es posible que nos sintamos desplazados, como si no fuésemos a ninguna parte.

Abandonar algo puede ser increíblemente difícil porque todos ansiamos la certidumbre. Pero si haces a un lado la necesidad de controlar los resultados de cualquier situación determinada, reducirás significativamente el dolor que sientes por una pérdida y estarás un paso más cerca de aceptar el cambio como una realidad. Me agrada ver el cambio como una invitación a ver qué sucederá después. Es como asistir a una representación y preguntarnos quién o qué aparecerá detrás del telón. Aprende a vivir con anticipación en lugar de temor.

Abby sostiene que cuando le diagnosticaron cáncer del seno, una de las cosas a las que más trabajo le costó renunciar no fue a la idea de que tenía garantizada una vida larga y sana, sino a la creencia de que siempre tendría su maravilloso y espeso cabello. "Una vez que acepté que perdería todo mi cabello en la quimioterapia, mi mayor preocupación era cómo reaccionarían los demás frente a mi calvicie. No quería que mis amigos se sintieran incómodos al verme calva. Quería estar segura de que supieran que yo lo había aceptado y que ellos también debían sentirse bien al respecto. Necesitaba que ellos sintieran que esto era algo tan natural para ellos como lo era para mí", dice. Abby decidió que la mejor manera de lograrlo era involucrar a sus amigos en el proceso. Para hacerlo, hizo una fiesta de corte de pelo después de su primera sesión de quimioterapia. Cada uno de sus amigos le cortó un mechón de cabello y, para alegrar su ánimo, cada uno ató un manojo de cabello con una cinta rosa y lo guardó. "Esto les hizo ver lo extraño de la situación y todos advirtieron que yo podía encontrar cierto humor en mis dificultades y eso los relajó. Notaron que podían hablar abiertamente conmigo acerca del cáncer, y se han sentido así desde aquel momento. Todos aceptaron el cambio que yo estaba experimentando".

Estamos tan habituados a luchar que, si no lo hiciéramos, sentiríamos que sucede algo extraño. Pero recordemos que la ausencia de lucha es una gracia. Aceptar un cambio no significa sentarse en el sofá, beber en exceso o mirar demasiada televisión. Por el contrario, es avanzar con la corriente de la vida, ir de buen grado a donde ésta nos quiere llevar.

Lisa siempre había soñado con ser abuela. Tenía tres hijas y le entusiasmaba pensar que se casarían y tendrían hijos. A los diecinueve años, su hija mayor quedó embarazada. Acababa de comenzar la universidad. Decidió tener el bebé y su madre la apoyó plenamente en esta decisión. Compartieron momentos de su embarazo juntas con amor, anticipación y diversión. Luego, su hija tomó una drástica decisión

> **Entrégate a la mente del Universo.**
> **—Deepak Chopra**

pocas semanas antes de la fecha prevista para el parto. Daría al bebé en adopción. Lisa describe aquel momento como "el dolor más atroz que había sentido en mi vida. No había manera de cambiar su decisión. Yo no tenía el control". La bebita, su primera y única nieta, fue entregada a otra familia. A Lisa le tomó varios años aceptar lo sucedido y ver lo bueno en ello. Actualmente, su hija tiene treinta y seis años, no se ha casado, no tiene otros hijos y está en paz con la decisión que tomó años atrás. Las otras hijas de Lisa tampoco tienen hijos, y ella ha aprendido a aceptar la dirección que ha tomado la vida de sus hijas. "He pasado por una aceptación radical de que las vidas de mis hijas no son mías para controlarlas, que la gente toma sus propias decisiones, y que cualquier resistencia adicional a la adopción probablemente me habría enfermado", dice.

Cuando estés en medio de un cambio, permítete vivir sinceramente. Deja que los interrogantes, el sufrimiento, la sorpresa, el temor y la ira fluyan a través de ti. Llora, bien sea lágrimas de dolor, frustración, júbilo o gratitud. Grita, *Esto es tan injusto, es tan difícil*. Escribe tus sentimientos. Habla con amigos, seres queridos, o con un profesional. Lo que estás sintiendo es completamente natural, ya que todos sentimos emociones semejantes que en algún momento se mitigarán. Acepta la turbulencia del río. Nadie dijo que no sería un viaje tortuoso en ocasiones. Sólo sigue la corriente, para que la energía de la vida esté contigo y no en tu contra, y verás que las cosas mejorarán.

> **Preguntar por qué ocurrió algo es una luz roja para aceptar el cambio, mientras que preguntar "para qué" es una luz verde para aceptarlo y avanzar.**

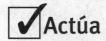 # Actúa

1. ¿Qué es lo que sabes que debes aceptar? ¿El aspecto de tu vida que aún presenta resistencia?

2. Escribe un par de situaciones diferentes de la vida, cambios que aún te niegas a aceptar. Es posible que hayan sucedido muchos años atrás, a ti o a alguien cercano a ti. Quizás descubriste que tu hijo era homosexual, quizás tuviste una aventura amorosa o luchas contra una adicción, quizás alguien te hizo algo, o quizás cometiste un terrible error.

3. Escribe algo con lo que solías luchar para aceptarlo pero con lo que hoy en día estás en paz —quizás divorciarte, tener deudas o un aborto.

4. ¿Cómo encontraste la paz y aceptaste esta situación? ¿Cómo puedes hacer lo mismo con los cambios que has identificado antes?

5. Examina qué hiciste para darle vuelta a tu bote y aceptar una situación que fue inicialmente difícil.

La parte final de aceptar un cambio es recordar la garantía del cambio y creer que algo bueno resultará de esa situación. Comprender que la vida está de tu lado y confiar en que tu ser superior te está llevando por el camino correcto te orientará hacia una aceptación completa. Si te resistes al cambio, perderás el 100 por ciento de las veces. Cuanto más pronto aceptes que algo ha cambiado, más pronto lo superarás y pasarás a la siguiente fase de tu vida. Aceptar nunca significa olvidar ni minimizar la importancia de algo, sino optar por seguir adelante. A menudo, lo más difícil es sencillamente aceptar la realidad, pero esto puede traer el mayor alivio y liberación de una situación. La mejor sanación consiste en dejarse llevar para luego observar qué te depara la vida.

> *El primer paso hacia el cambio es la aceptación. Una vez que te aceptas a ti mismo, abres la puerta al cambio. Eso es todo lo que necesitas hacer. El cambio no es algo que tú haces, es algo que permites.*
> *—Will García*
> *Paciente de SIDA*

Cuando te tomas el tiempo necesario para aceptar y reconocer los cambios en tu vida, puedes usar el GPS del cambio para reflexionar sobre dónde estás ahora y a dónde quieres ir en un futuro cercano. La resistencia te impide avanzar. Es como tratar de conducir con el freno de mano puesto.

Los primeros treinta días son el momento de alivio, el momento de renunciar, el momento en el que levantas el freno, cuando estás preparado para dejar que el cambio sea lo que es y permitir que comience la transformación.

Los primeros 30 días: qué debes recordar

1. Resistirse al cambio es lo que causa tanto dolor.

2. Aceptar el cambio te pone de nuevo en la dirección correcta. Alinea tu bote con la corriente del río, renuncia al pasado y ábrete al viaje —a las turbulencias y a la serenidad que eventualmente llegará.

3. Cuanto más pronto permitas que la vida te lleve, mejor te sentirás.

6

Las cosas que *sí* puedes controlar

Lo que dices, piensas y sientes

Principio 6: Las personas que sobrellevan con éxito un cambio se hacen preguntas y usan palabras que les dan poder, tienen pensamientos positivos y expresan sus sentimientos.

Si en el momento en que estás más estancado puedes expresarte con otras palabras, tener un pensamiento positivo y ser consciente de cómo te estás sintiendo, puedes salir del estancamiento en minutos.

El cambio puede hacerte sentir fuera de control. Si estás debatiéndote acerca de si debes iniciar un cambio o si estás en medio de un cambio que se te ha presentado, es natural sentirte perdido mientras buscas seguridad (de que todo saldrá bien), claridad (¿cuál es el mejor paso a seguir?) y tranquilidad (porque eventualmente te sentirás mejor).

Aun cuando no puedes controlar cómo o cuándo cambian las

cosas, hay algunos factores fundamentales que sí puedes controlar: las palabras que dices, los pensamientos que tienes y lo que sientes. Estas cosas pueden hacer más difícil el cambio o, por el contrario, despertar ímpetu, esperanza y optimismo. Esta sencilla transformación puede tener un efecto dramático sobre cómo te sientes mientras pasas por un cambio, especialmente durante los primeros treinta días. Cuando dejas de tratar de controlar tus circunstancias y te esfuerzas por controlar lo que ocurre en tu interior, descubrirás que sentirás menos dolor y sufrimiento, y más aceptación y alivio. Cuando comenzamos a sentirnos mejor interiormente, nuestras condiciones externas pronto mejorarán también, pero con frecuencia queremos que las condiciones externas cambien *antes* de sentirnos mejor.

Estas son las cosas que puedes controlar...

El lenguaje que usas

Las palabras que eliges

Comienza a observar las palabras y el lenguaje que utilizas para describir el cambio por el que estás pasando. Actúa como un profesor que está escuchando a un estudiante para identificar la gramática y el vocabulario correctos. ¿Exageras, hablas como una víctima o maldices? Cuando estamos en el caos del cambio, casi todos exageramos y nos vamos a los extremos, diciendo cosas como "Este ha sido el peor día de mi vida", o "Nunca he estado tan deprimida".

Imagina que le estás describiendo un cambio a un amigo. Advierte el lenguaje que eliges cuando narras un diagnóstico médico reciente, la ruptura de una relación, o un problema en el trabajo. Dilo en voz alta: no te preocupes, nadie te está escuchando. Ahora practica describiendo la situación de nuevo, usando esta vez un lenguaje que incluya los aspectos positivos de tus nuevas circunstancias. Sí, *siempre* hay aspectos positivos.

Dos maneras de usar el lenguaje —por alguien que fue despedido recientemente de su empleo

A) Hoy fue el peor día de mi vida. Me pidieron que dejara mi empleo. Había trabajado allí durante diez años y había ayudado a la compañía a llegar a donde se encuentra actualmente. Le di todo a ese lugar. No puedo creer que me hayan hecho esto. Estoy tan enojado y decepcionado. Y ahora, ¿qué le diré a la gente? Me avergüenza estar desempleado y no sé qué haré después. Es todo una pesadilla.

B) Hoy me pidieron que dejara mi empleo. He trabajado allí durante diez años y ayudé a la compañía a crecer. Estoy triste de marcharme, pero también entusiasmado de ver qué haré ahora. Les di todo, y ha llegado el momento de dedicar mi energía a otras cosas. Aguardo con ilusión tener más tiempo para mi esposa y mi hija. Iré también al gimnasio y finalmente estaré en forma. Hay tantas cosas que deseaba probar y que ahora puedo hacer. Estoy entusiasmado —y también un poco angustiado.

¿Puedes ver la diferencia entre estos dos relatos? El segundo ejemplo puede parecer artificial y forzado —no como una representación honesta de cómo se sentiría realmente alguien que se encuentra en medio de un cambio difícil. Pero cuando comienzas a utilizar un lenguaje positivo, comenzarás a creer lo que dices y tu vida empezará a moverse en una mejor dirección. Cuando hablas acerca de un cambio de una manera negativa, corres el riesgo de quedar atrapado en una espiral pesimista de palabras y de crear una vida que refleje ese sentimiento. Sí, un cambio ya es algo difícil de por sí, pero si puedes hacer el esfuerzo adicional de moldear la manera en que describes lo que estás experimentando, comenzarás a sentirte menos aturdido y más optimista.

Cambia una palabra negativa a la que siempre pareces recurrir. Siempre pillo a la gente usando palabras negativas tales como *crisis, sufrimiento, desastre, imposible.* Palabras como esas literalmente nos mantienen atrapados al no dejar el espacio necesario para que aparezca una solución.

Este es el momento perfecto para comenzar a reconocer tus patrones lingüísticos. Escucha con cuidado lo que te dices a ti mismo y a otros. ¿Te está liberando o te mantiene encerrado en una caja?

Cuando se ha iniciado un cambio, tenemos muchísimas oportunidades de contarles a otras personas lo que nos ha sucedido, o para hablar de las dificultades del cambio que hemos propiciado. Pero, a menudo, repetimos la misma historia, formulamos las mismas excusas y expresamos la misma tristeza y amargura. Incluso, agregamos detalles

> *Para mí, las palabras son una forma de acción, capaces de influenciar el cambio.*
> —*Ingrid Bengis*

truculentos, sólo para que nuestra historia resulte más interesante. ¿Recuerdas cuando te despidieron del trabajo? ¿O cuando el nuevo y estricto jefe llegó a tu oficina? ¿O cuando fracasaste en tu última dieta? Piensa en las frases adicionales que inventaste o en el subtexto que agregaste para intensificar el drama y justificar tu posición.

Es posible que el lenguaje parezca algo insignificante cuando estamos pasando por un cambio, pero las palabras que elegimos pueden cegarnos a la realidad de lo que está ocurriendo realmente. Llamo a este tipo de lenguaje *vocabulario de víctima*. Eres lo que dices y lo que le cuentas a la gente, y si eliges palabras de opresión en lugar de palabras de oportunidad, es así como experimentarás el cambio. ¿Alguna vez has dicho cosas como las siguientes?

No me habrían despedido si mi jefe no fuese tan idiota.

La única razón por la que terminamos nuestra relación es porque ella estaba loca.

No tengo una relación ahora porque soy madre soltera, y tengo más de cuarenta años.

No puedo encontrar un trabajo porque soy demasiado viejo.

Mi cuerpo se niega a deshacerse de esos kilos de más.

Este es el vocabulario de víctima en acción.

Recientemente, mientras ayudaba a mi amiga Kathy a sobrellevar su cáncer, advertí que estaba utilizando algunas palabras muy negativas y expresando muchas emociones negativas al describir la forma en que avanzaba la enfermedad. Se había encerrado en una versión de cómo enfermó inicialmente, cuándo descubrió el tumor, lo que dijeron los médicos y a quién debía culpar. Para modificar sus patrones de lenguaje, le pedí que practicara hablando únicamente acerca de lo que quería de la vida de este momento en adelante, no de lo que había sucedido ya. Le hablé del GPS del cambio y de cómo las únicas dos preguntas que importaban eran, ¿Dónde estás ahora? ¿A dónde quieres ir? A los GPS no les interesa en absoluto dónde estuviste ayer. Kathy habla ahora únicamente acerca de su futuro. No se siente obligada a revivir la misma historia —y todas las emociones negativas que la acompañan— cada vez que habla de su enfermedad. Por el contrario, al hablar únicamente de su impulso hacia adelante, reafirma las emociones positivas y la esperanza que rodean a un futuro nuevo y lleno de entusiasmo. Recuerda, repetir una vieja historia te mantiene atrapado en tu mente, cuerpo y alma. Y *Los primeros 30 días* se trata de seguir adelante, no de permanecer estancado.

> *Ten cuidado con tus pensamientos, pues se convierten en palabras. Ten cuidado con tus palabras, pues se convierten en acciones. Ten cuidado con tus acciones, pues se convierten en hábitos. Ten cuidado con tus hábitos, pues se convierten en tu carácter. Ten cuidado con tu carácter, pues se convierte en tu destino.*
> *—Anónimo*

Puedes intentar dejar atrás el vocabulario de víctima teniendo el valor de contar tu historia con menos emoción. Cuando relates lo sucedido, finge ser un periodista y cuenta únicamente los hechos. Un periodista debe verificar los hechos una y otra vez, asegurándose de que cada uno sea real y no una suposición. Un periodista se asegura también de que cada detalle de la historia exista realmente y de no estar especulando sobre lo que podría suceder en el futuro. Cuando relates tu cambio, limítate a lo que sepas que es 100 por ciento verdadero.

Hay unas pocas palabras que la gente utiliza continuamente. Piensa en algunos de tus amigos cercanos o colegas: ¿con qué palabras los identificas? ¿Utilizan las palabras *fantástico* o *fabuloso*? O, del lado negativo, ¿usan en exceso las palabras *terrible* o *desastre*? ¿Cuáles son las palabras que siempre eliges? Ha llegado el momento de ser más selectivo con éstas también.

Las preguntas que te haces

Cuando llega un cambio, también nos especializamos en formularnos preguntas que nos quitan poder:

¿Por qué me sucedió esto?

¿Cómo pude ser tan estúpido, ciego o loco?

¿Cuánto tiempo durará esto?

¿Alguna vez me sentiré tranquilo o feliz de nuevo?

¿Terminará esto alguna vez?

Y, si es un cambio positivo:

¿Soy lo suficientemente bueno para algo así?

¿Fracasaré o lo malograré?

Podemos deshacernos con facilidad de las preguntas negativas, pero hay una pregunta que quizás no nos hagamos con suficiente frecuencia. *¿Cuál es la lección positiva que puedo aprender de este cambio?* Al comienzo, es posible que tu mente se rebele contra esta pregunta, pero continúa insistiendo para obtener respuestas, y permite que estas se arraiguen dentro de ti. Cambiar el significado que das a estas transiciones te liberará del pasado y te abrirá al futuro.

Preguntas que te darán poder para facilitar un cambio

¿Qué podría resultar maravilloso de este cambio?

¿Permitiré que esto me dé poder o me lo quite?

¿Durante cuánto tiempo permitiré que mi vida quede en suspenso antes de aceptar lo que ha sucedido?

¿Podría este cambio estarme protegiendo de algo?

¿Qué oportunidad me ha traído este cambio?

¿Puedo encontrar algún humor en esta situación?

¿En qué parte de mi vida que no haya cambiado puedo centrarme?

¿Quién puede ayudarme?

¿En qué me puedo concentrar ahora?

¿Qué medidas debo adoptar ahora?

¿En qué tengo éxito ahora?

¿Qué puedo agradecer?

¿Qué fue maravilloso hoy?

¿Qué he logrado ya?

¿Cómo puedo recompensarme y celebrar el progreso que he hecho hasta ahora?

Escribe estas preguntas, consérvalas en el bolsillo o en tu bolso, y respóndelas todos los días. Puedes establecer un momento fijo del día para hacerlo, o mirarlas cuando más lo necesites. Cuando formulamos las preguntas correctas, comenzamos a ver los beneficios de cambio. El cambio se convierte en una nueva manera de enfrentar la vida.

Las historias que cuentas

Todos damos razones para explicar por qué algo sucedió o no en nuestra vida. A menudo, surgen de presuposiciones, proyecciones, temores e hipótesis. Hemos relatado nuestras historias docenas de veces a las personas de nuestra vida. Repetir una historia una y otra vez nos alivia porque nos ayuda a descargarnos y a obtener la atención y el apoyo de los demás. Nos aferramos a nuestra historia como a un salvavidas: nos mantiene a flote y nos permite justificar cualquier cosa.

Recientemente, compartía con una amiga lo difícil que es estar soltero en Nueva York. Le decía que era difícil conseguir pareja, que no había hombres en Nueva York, y que esto me entristecía. Hablé cerca de diez minutos hasta que me dijo, "Sabes, escucho lo que me estás diciendo, y estoy aburrida de esa historia. Tu historia no es real. Te mantiene girando en el mismo círculo, en el cual tienes siempre la misma perspectiva". Entonces me di cuenta de dos cosas. Primero, que un buen amigo pondrá fin a tu patrón de lenguaje negativo. Segundo, ¡que había estado aburriendo a la gente con esa misma historia durante años! Decidí entonces abandonar mi historia sólo por dos semanas y, ¿adivina qué? De inmediato me invitaron a salir varias personas.

Esta anecdota me llevó a pensar en todas las otras historias a las que recurro habitualmente, como los libros que conocemos en una biblioteca. Está la historia acerca de mi infancia, la historia de mi empresa, la historia de mis finanzas, la historia del divorcio de mis padres —fue asombroso ver cuántos relatos había recolectado. Estas historias me definían porque las narraba como hechos. Entonces me comprometí a prestar mas atención cuando comenzara a contar una de mis historias de nuevo. La próxima vez que sentí que iba a comenzar con una de ellas, elegí más bien permanecer en silencio, lo cual creó el espacio necesario para algo nuevo, algo que la vida aún no me había revelado.

Cuando te aferras a la historia de por qué estás enfermo, por qué estás gordo, por qué no tienes dinero, por qué no estás trabajando, por qué no le hablas a tu padre o a tu madre, o por qué no has cambiado de trabajo o te has mudado de ciudad, la historia se convierte en una excusa para no actuar. La historia te permite ser una víctima de las circunstancias y detiene cualquier ímpetu hacia adelante al congelar la situación.

Hace poco conocí a una mujer que continuaba repitiendo la misma historia: "Durante los últimos dos años he subido veinticinco libras". Yo escuchaba esta historia todo el tiempo y eventualmente le pedí su autorización para compartir con ella un poco de conocimiento. Le señalé que su historia se había convertido en algo tan familiar para ella que era como un lugar seguro, algo a lo que se aferraba. Le pedí que no repitiera su historia, que no la dijera nunca más. Y si, sin darse cuenta, la decía, debía imaginar que ganaba una libra de peso cada vez. ¡Ese fue el peso de la historia! En lo sucesivo, cuando hablara de su peso, sólo debía decir: "Ahora llevo una vida sana, como bien y hago ejercicio". Al activar su sistema GPS interno, podría ver dónde está hoy y a dónde quiere llegar mañana. Sólo un mes después de usar este nuevo lenguaje, perdió siete libras. Así que no permitas que tu historia se convierta en tus muletas, en tu excusa para permanecer estancado. Ha llegado el momento de crear una nueva historia, una que tenga un mejor final. Esto requiere un salto de fe inicial para ver otra realidad posible.

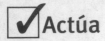

Actúa

Escribe las historias que más cuentas.

1. Piensa en los relatos que narras acerca de las personas de tu vida: tu madre, tu padre, tus hermanos, pareja, ex amantes, jefes y amigos.

2. ¿Cuáles son las historias que narras acerca de ti mismo? (Estoy deprimido, demasiado viejo, administro mal el dinero, etc.).

3. Piensa en las historias que narras acerca de cambios que fueron difíciles en su momento: la ruptura de una relación, la pérdida de un empleo, algún tipo de rechazo, una enfermedad o una mala decisión.

4. Escribe las historias que cuentas acerca de los cambios que experimentas actualmente y de los cambios que aún debes hacer, y comprométete a no decirlas más. Toma una decisión.

Cuando sientas que vas a narrar una vieja historia, detente y di, *Sabes, yo solía tener una historia que justificaba esto, pero ya no la tengo*. Reconoce qué bien te sientes al recuperar tu poder de la historia y de los pensamientos negativos que han estado gobernando esa parte de tu vida.

Afirmaciones

Las afirmaciones son palabras, oraciones y frases que sustituyen las cosas negativas que nos decimos a nosotros mismos. El acto de enunciar algo en forma positiva, y luego repetirlo, hace que el cerebro comience a pensar de una manera diferente acerca de ello. La mayor parte de nosotros tenemos al menos un círculo negativo en la mente: *Siempre malogro las cosas. No soy inteligente. Nunca entiendo bien las cosas. Estoy gorda. Estoy viejo. No valgo nada. Nadie me ama. No puedo cambiar. No soy bueno para los negocios. Soy terrible para administrar el dinero.*

Estas son las mentiras que nos decimos a nosotros mismos, la basura con la que alimentamos nuestra mente. Todos sabemos lo que es la comida basura, pero los pensamientos basura son aun más tóxicos. Lo que sientes por ti mismo se refleja en tus pensamientos aun cuando no lo reconozcas, así que comienza a pensar cosas buenas acerca de quien eres.

Las afirmaciones son muy sencillas. Deben afirmarse en el presente, en forma positiva, y deben ser repetidas con frecuencia. Si quieres perder peso, dite a ti mismo: *Hoy estoy en perfecta salud y físicamente en forma.* Si quieres atraer una relación maravillosa, di, *La vida me traerá a mi alma gemela hoy.* Es importante escribir tu afirmación en la mañana y en la noche porque el acto de escribir te ayuda a concentrarte.

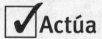Actúa

Escribe una afirmación acerca de una parte de tu vida que deseas cambiar, como tu carrera o tu salud. Esta frase se convertirá en tu mantra —algo que hará que tu cuerpo y tu mente comiencen a creerla. Escríbela en lugares visibles y comienza a decirla mientras preparas el desayuno, cuando conduces el auto o mientras tomas un baño. Cree que es verdadera. Si deseas introducir un cambio en tu vida, dedica algunos minutos a practicar este ejercicio todos los días. Los resultados pueden ser maravillosos.

Lo que piensas

Pensamientos positivos: haz que te sirvan

Cuando cambias tu forma de pensar, recurres a tu voz interior y te conviertes en un premiado director de cine. Controlas las películas de tu mente. Puedes hacer que sean más brillantes, oscuras, negativas, solitarias o edificantes. Recuerda, ves estas películas una y otra vez, de manera que pueden tener un enorme impacto sobre lo que sucede en tu vida.

Aprendí el poder de estas "películas de mi mente" cuando corrí recientemente la maratón de la ciudad de Nueva York. Siempre trato de correr la maratón con una persona discapacitada. Con frecuencia, esto implica caminar o correr lentamente durante varias horas, y asegurarme que la persona que me acompaña se encuentra bien a todo nivel. Por varios años, he acompañado a un corredor ciego, a una mujer en silla de ruedas, a una persona con esclerosis múltiple y a una persona mentalmente discapacitada. Nunca sé con quién compartiré esas 26,2 millas, ni cuánto me tomará hacerlo hasta unos pocos días antes.

El año pasado, la vida me tenía preparado un poco de diversión cuando conocí a mi compañero de carrera, Sven, un corredor noruego con fibrosis cística. Le pregunté cuánto creía que tardaría en correr la maratón, y orgullosamente declaró su meta: ¡cinco horas! El año en el que me encontraba en mejor forma física, terminé la maratón en cerca de cinco horas. Pero aquel año yo no había entrenado más de cinco millas cada vez. Esto me preocupó. *Sin entrenamiento*, pensé, *no será posible que corra la maratón con Sven*. Intenté asignarle otro voluntario, pero cuando eso fue imposible, decidí aceptar las circunstancias. En la mañana de la maratón, cuando me encontraba en la línea de partida, algunos pensamientos e imágenes bastante negativos —mis películas— intentaron invadir mi mente. Temí lastimarme durante la carrera, imaginé la vergüenza que sentiría al verme obligada a abandonarla y me preocupaba decepcionar a Sven. Luego me di cuenta de que tenía una opción: podía continuar con estos pensamientos negativos o podía modificar la manera en que estaba pensando y decidí concentrarme en un pensamiento: *Mi cuerpo me dará una grata sorpresa.* Así fue que partí. Veintiséis millas después crucé la meta, completando la carrera en cerca de cinco horas y treinta minutos. Para mi gran sorpresa, no estaba adolorida ni tenía calambres. Sven fue una inspiración para mí. Su determinación y su sentido del humor nos ayudaron a ambos a llegar a la meta. Durante toda la carrera, no me permití ningún pensamiento que le diera a mi cuerpo una excusa para detenerse o lastimarse. La maratón es una prueba de resistencia física, pero aquel día de noviembre personalmente comprobé el poder de mis pensamientos; fue más una prueba de resistencia del pensamiento.

Los cambios siempre implican pensar mucho —en realidad, excesivamente. Nuestro cerebro intenta saberlo todo: el por qué, el cómo, el cuándo. En ocasiones debemos apagar el interruptor del pensamiento. No he descubierto aún cómo desconectar todos los pensamientos, pero me he dado cuenta que podemos elegir un patrón positivo de pensamiento. Primero, sin embargo, es necesario reconocer los pensamientos negativos que inundan tu mente.

Mi amiga Ann es una heroína del cambio. Activó el poder del pensamiento positivo cuando pasó por una serie de cambios muy dolorosos. Si la conocieras hoy en día, nunca podrías imaginar lo que ha experimentado. Al terminar la universidad, a

A Ann le diagnosticaron una enfermedad mortal y creía que su vida pronto llegaría a su fin. Visitó a varios médicos y pasó mucho tiempo en varios hospitales; su familia gastó grandes cantidades de dinero intentando hallar una cura para su enfermedad. Luego la catástrofe se convirtió en su mayor bendición cuando comenzó a "pensar diferente y a vivir cada día como si fuese el último". Inspirada, se mudó a México, donde estaba disfrutando de la vida hasta un día en que fue brutalmente atacada y dejada a un lado del camino casi muerta. "Durante el ataque, de alguna manera tuve la capacidad de sentir y expresarle amor a mi atacante", dice Ann. "Estoy convencida que este pensamiento de compasión fue lo que me salvó la vida".

Después de sobrevivir a estos dos difíciles cambios, Ann se encontró felizmente enamorada. Pero enfrentó el cambio una vez más cuando su prometido se cayó de un caballo y murió súbitamente. Después de muchos meses de duelo, regresó a Nueva York, consiguió un nuevo empleo y eventualmente se

> *Nuestra divisa más fuerte son nuestros pensamientos.*
> *—Wayne Dyer*

enamoró otra vez. Pero aún la aguardaban más cambios. El 11 de septiembre de 2001, su prometido y varios de sus colegas murieron en el ataque a las Torres Gemelas. "Me dejó un mensaje de voz aquella mañana despidiéndose y pidiéndome que viviera la vida de la mejor manera posible. Pero fue difícil atender a su ruego e intenté llenar el vacío que sentí con comida, hombres, trabajo y cosas materiales, pero nada parecía eliminar el dolor que sentía", dice. "Finalmente, tomé la decisión de aceptar lo que había sucedido y llenar el vacío con pensamientos positivos acerca de mí y de mi futuro. Este había sido el último deseo de mi prometido. A través de cada transición, a pesar de lo dolorosa que fuese, continué creyendo en los buenos pensamientos". En la actualidad, Ann, a los treinta y cuatro años, está felizmente casada con un hombre maravilloso (esta vez no hubo compromiso), ha regresado a la universidad para obtener un doctorado y nunca relata historias negativas acerca de los cambios que ha vivido.

Cambia tus expectativas

Cuando te esfuerces por controlar tus pensamientos, reconocer tus expectativas será de gran ayuda. Hay un vínculo directo entre las expectativas que tenemos y la facilidad con la que sobrellevamos un cambio. Las expectativas nos hechizan. Pensamos que conocemos el camino correcto, y esto luego nos impide ver otro camino. No permitimos que la vida se manifieste, que revele su propósito.

Las expectativas aparecen con mayor fuerza durante los primeros 30 días, cuando estamos todavía aferrados a cómo deberían ser las cosas y qué habría debido ocurrir. Luego, con el tiempo, vemos la futilidad de imponer a la vida lo que piensa nuestra mente. La vida seguirá su curso, con o sin la participación de nuestra mente. Debemos convertir el temor en esperanza y abandonar nuestras expectativas acerca de cómo se desarrollará el cambio.

Cuando se presenta un cambio, o crees que estás preparado para introducir un cambio en tu vida, detente y pregúntate de inmediato, *¿Qué expectativas tengo?* Dedica un momento a sacar a la luz todas tus expectativas. ¿Esperas que el cambio sea difícil? ¿Esperas que tarde una eternidad? ¿Esperas perder con este cambio? ¿Esperas sentirte solo y excluido? ¿Tienes una visión tan específica acerca de cómo se desenvolverán las cosas que te sentirás decepcionado si no resultan de esa manera? O bien, ¿esperas que éste sea el mejor cambio de tu vida?

¿Ves cómo estás haciendo de difíciles las cosas incluso antes de comenzar a hacer un cambio?

Marie, otra de mis amigas, reconoció tener demasiadas expectativas cuando conoció a un hombre maravilloso y esperó a que se pusiera en contacto con ella. Cuando no la llamó ni escribió, sufrió mucho porque esperaba que él lo hiciera. Imaginó una legión de pensamientos negativos para justificar su falta de comunicación —porque ella no era agradable, o por cosas que había dicho o hecho cuando se conocieron. Impidió que apareciera cualquier otra posibilidad al ir contra la corriente del río y decidir cómo debían desarrollarse las cosas —él *debía* llamar— en lugar de dejar que la vida se desarrollara como quisiera. En cuanto se dio cuenta de que había acumulado una serie de expectativas sobre la situación, la vida le hizo notar a otros hombres, y su pequeña obsesión con el primero pronto se esfumó.

Cancelar pensamientos negativos

Un amigo mío dice, "Cancelo, cancelo" cuando quiere prevenir concientemente que los pensamientos, ideas e imágenes negativos se apoderen de su mente. Yo misma probé hacerlo recientemente cuando salí a trotar. Tenía el pensamiento negativo de que sería arrollada por un camión, y antes de que mi imaginación emprendiera el viaje hacia aquella imagen —creando la película en mi mente— dije inmediatamente, "Cancelo, cancelo". Cuando un pensamiento negativo entra en tu mente, identifícalo, bórralo, y luego reemplázalo con uno que te sea de mayor ayuda. Durante los primeros treinta días de cambio, tus pensamientos tendrán varias "fiestas negativas" en tu cabeza. Desarrolla el hábito de "Cancelo, cancelo" —o "borrar y reemplazar"— para acallarlos.

Elige ser un águila, no un pato

Alguien a quien conocí recientemente en un viaje compartió conmigo la siguiente expresión, "No puedes mandar patos a la escuela de las águilas". ¡Me fascinó esa frase! Piensa en estas dos aves por un momento. ¿En qué se diferencia su comportamiento?

Los patos...

se sienten impotentes.

actúan como víctimas.

creen que no pueden superar las circunstancias.

hacen lo mismo que el resto de los patos (permanecen con la tribu).

hablan mucho.

se congregan en grupos.

reaccionan rápidamente.

no pueden estar solos.

Las águilas...

se sienten poderosas.

se remontan por sobre las emociones y la agitación.

continúa en la página siguiente

no siguen las reglas.

son ingeniosas.

hacen las cosas de una manera diferente.

tienen altos criterios.

recurren a todo tipo de ayuda y de recursos; sin la resistencia del viento, caerían de inmediato.

se toman su tiempo para decidir qué harán luego.

no siempre necesitan saber hacia dónde se dirigen.

pueden estar solas un tiempo.

Hazte una sencilla pregunta: *¿Tengo pensamientos de pato o de águila?* Un amigo se ha aficionado tanto a tener pensamientos de águila que compró una fotografía de dos metros de un águila para tenerla en su casa. El solo hecho de agregar una nueva imagen para que su mente se concentre y piense en ella durante una época de cambio ha hecho menos difícil esta transición para él. Incluso cuando se equivoca dice, "Ese fue un comportamiento de pato".

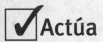

Actúa

1. Usa los primeros 30 días para practicar tener mejores pensamientos. Comienza sólo con veinticuatro horas para observar cuándo tienes pensamientos negativos (de pato), y sustituirlos por pensamientos positivos (de águila). ¿Piensas que nunca sanarás, nunca perderás peso, nunca llegarás hasta el próximo mes, nunca te casarás, nunca tendrás dinero?

2. Preguntales a tus amigos acerca de algo que dices con frecuencia y que te detiene. Ellos sabrán con claridad cuáles son
los pensamientos negativos a los que te aferras. Escúchalos,
y luego busca un pensamiento más positivo. Cuando te hayas
habituado a tener pensamientos positivos durante veinticuatro horas, avanza a tres días, una semana, y así sucesivamente. Todos tenemos la fuerza necesaria para modificar
nuestros pensamientos hacia lo positivo, pero esto exige que
utilicemos nuestro músculo del cambio y que seamos pacientes y amables con nosotros mismos.

Lo que sientes

Aun cuando muchas emociones y sentimientos difíciles sean
dolorosos, en realidad te están ayudando a sobrellevar el cambio. En demasiadas ocasiones equiparamos los sentimientos negativos con algo terrible. Creemos que debemos estar haciendo
algo equivocado si nos sentimos tristes, frustrados o enojados.
Sin embargo, recuerda, lo aprendimos con los demonios del
cambio, tus sentimientos son tu brújula, tu indicador, la aguja
que señala qué cambios debes hacer para sentirte mejor. Tus
sentimientos son dones. Agradéceles, acógelos y pídeles que su-
ban el volumen. Los sentimientos negativos deben ser acogidos
con más agrado que los sentimientos de felicidad porque nos
indican mejor a dónde debemos dirigirnos.

Hacer duelo por lo viejo y acoger lo nuevo: no niegues la oscuridad, o aparecerá de nuevo

Un gran maestro dijo alguna vez que no hay duelo que no pueda terminarse en siete días si eres capaz de sentirlo plenamente. No obstante, habitualmente huimos de la fase dolorosa del cambio. Recuerda que la pérdida forma parte de todo cambio. Piensa en ello: incluso los cambios buenos implican algún tipo de pérdida —tener un bebé, casarse, ser famoso, tener éxito en el trabajo o en una nueva empresa, regresar a la universidad, ganar dinero. Mira profundamente en tu interior y pregunta: *¿Qué siento que estoy perdiendo con el cambio que experimento actualmente?* ¿Libertad, dinero, posición, amistad, juventud, salud, entusiasmo, amor, afecto? Hay sólo una manera de superar el dolor y es hacerle frente.

Ahora pregunta: *¿Qué estoy ganando?* Cuando la vida te arrebata algo, siempre te da algo a cambio. Es normal lamentar lo que has perdido, pero también debes, eventualmente, acoger lo que puedas haber ganado. Afligirnos no hace que las situaciones pasadas se modifiquen. El dolor es para ti, y sólo para ti. Es tu medicamento. Tómalo durante el tiempo que necesites hacerlo. Si te vas a casar, haz el duelo por tus años de trabajo, y luego alégrate y concéntrate en todas las posibilidades que se abren ante ti ahora.

Si estás pasando por un cambio y no sientes la pérdida de algo, probablemente estás en un estado de negación. Ser capaz de enfrentar el dolor es un signo de confianza, no de debilidad. Nos afligimos sabiendo perfectamente que nuestro dolor, al igual que todo lo demás en la vida, cambiará y se transformará. Cuando estamos en medio de él, sin embargo, lo sentimos como algo permanente.

Aun cuando al padre de Martin le diagnosticaron múltiples mielomas casi diez años antes de su muerte, fue imposible para Martin prepararse para el dolor que sentiría cuando su padre falleciera. "Creo que ninguno de nosotros cree que nuestros padres o parejas nos dejarán algún día, aun cuando sabemos sin lugar a dudas que esto ocurrirá", dice. "La sorpresa que sentí pronto se convirtió en rabia y en rabia contra Dios, básicamente por mantener el orden de la vida y la muerte. No parece justo que la gente deba partir antes de estar preparada o antes de que quienes la rodean estén preparados para dejarlos partir".

Martin pronto pasó a una fase de gran soledad. Y luego las cosas comenzaron a cambiar. "Cada día el 'echarlo de menos' disminuyó, y me consolaba con las cosas que aún tenía. Advertí también que mi madre necesitaba una ayuda que únicamente yo y mis hermanos podíamos darle, y también que otras de las personas que me rodeaban —mi prometida, mis sobrinos, mis colegas— necesitaban que yo fuese un hombre como lo había sido mi padre. Salí de esta difícil experiencia al permitirme sentir lo que estaba sintiendo, y recurriendo a los demás para obtener apoyo y orientación".

Como lo descubrió Cynthia, el duelo está presente también en los cambios positivos que nos entusiasman. Cuando se preparaba para mudarse de Nueva York después de haber vivido allí durante diez años, sintió una verdadera pérdida. "Fue una emoción muy extraña, pues me dirigía al otro lado del país para vivir con mi novio, una ocasión realmente feliz", dice. Empacó y dio una fiesta de despedida para todos sus amigos, pero con frecuencia rompía en llanto. "No había nada malo en mi futuro. Lo que me entristecía era dejar una ciudad a la que amaba y una forma de vivir que me era habitual y cómoda". Cynthia se dio cuenta de que necesitaba hacer el duelo por los años que había vivido en Nueva York antes de poder acoger con alegría su nueva vida. Un par de semanas más tarde, la pérdida comenzó a desvanecerse. "Permitirme sentir la tristeza fue algo bueno para mí. Era imposible fingir que estaba completamente alegre al comenzar mi vida en otra ciudad".

Así que deja que corran las lágrimas si necesitas hacerlo; libera la emoción, la tensión y el estrés. Si lo haces ahora, no te sentirás tan desolado cuando pienses en esta pérdida o cuando alguien se refiera a ella después. Por ejemplo, si has perdido a uno de tus padres y no sentiste plenamente esa experiencia cuando ocurrió, cuando escuches que alguien pasa por esa misma experiencia, o incluso cuando alguien habla de uno de sus padres, esto desencadenará tu pérdida. Es como ver a un antiguo novio con el que no deseabas terminar. Cuando lo vuelves a ver todo el dolor y los recuerdos te invaden de nuevo. Incluso si te alegras por un cambio en tu vida —como divorciarte— es necesario que hagas el duelo por lo que terminó. Lo mismo sucede con ir a la universidad y estar lejos de casa, o tener un bebé y dejar atrás un modo de vida más libre. Deja que tu cuerpo, tu mente y tu corazón te digan qué sienten que han perdido. Identifica los sentimientos. Le habrás quitado cierto poder a las emociones si las reclamas del lugar de los objetos perdidos.

> *La alegría y el dolor son inseparables... llegan juntos, y cuando uno de ellos permanece a solas contigo... recuerda que el otro está dormido en tu cama.*
> —*Kahlil Gibran*

El punto de quiebre

Hay un punto al que todos llegamos cuando advertimos que debemos decididamente cambiar, y que sobreviviremos cuando lo hagamos. Este punto puede llegar cuando sentimos continuamente que algo anda mal, o cuando algo continuamente nos llama al cambio. Es ese momento en el que dices, *Basta, no más, terminó.* Tu punto de quiebre puede haber sido desencadenado por las necesidades de un ser querido, tu salud o el futuro de tu empresa. El nacimiento de tu primer hijo puede ser un punto de quiebre para que finalmente dejes de fumar; el peligro de perder a tu esposo puede ser el punto de quiebre para que comiences a comunicarte más abiertamente y ser más amable y paciente. Llegar a tu punto de quiebre sobrecargará tu músculo del cambio, tu sentido de valía y tu capacidad de enfrentar cualquier cosa. Es aquella parte de ti que dice, *Sí, puedo lograrlo. Me siento fuerte y capaz. No renunciaré.* Imagínalo como un elástico, una vez que ha sido estirado al máximo, se quiebra. Ya está —¡no puede regresar a su estado anterior!

En ocasiones renunciamos al cambio. Podemos pensar que uno de nuestros padres nunca cambiará y, al hacerlo, hemos aprendido a vivir con una relación tensa. O pensamos que nunca podremos cambiar nuestro cuerpo porque lo hemos intentado cientos de veces antes. Pregúntate cuándo has desistido, o pregúntales a tus amigos cuándo creen que tú has desistido. Con frecuencia, los aspectos que queremos y necesitamos cambiar son aquellos que parecen imposibles de cambiar, así que vacilamos en intentarlo. Nunca es demasiado tarde para cambiar.

Les he preguntado a varias personas cuál fue su punto de quiebre, qué sucedió que los llevó finalmente a cambiar, cuál fue el momento en el que dijeron, ¡*Basta, no más!*

Mi amiga Doris había fumado durante diecisiete años y, después de haber intentado dejar de fumar varias veces, un amigo le mostró otra manera de iniciar el cambio —concentrándose en algo diferente. Le recordó a Doris que siempre se había esforzado por ser un modelo para las mujeres fuertes y saludables que buscaban alcanzar sus sueños, y que fumar no se adecuaba a la identidad que estaba tratando de crear. ¿Cómo podía ser un modelo a imitar y una fumadora a la vez? Y eso fue todo. Doris no ha fumado desde entonces.

Otra persona, Mike, me dijo que finalmente había decidido vender la empresa de su familia cuando su novia le había señalado cuánto se había desconectado de ella y de su hijo. Ella expresó sus sentimientos acerca del dolor que esto le causaba con tal delicadeza y honestidad que esto llevó a Mike a tomar la decisión de vender la empresa.

Liz me dijo que la auténtica preocupación de su esposo había sido el catalizador que la había animado a buscar ayuda para su alcoholismo. Él le pidió que lo acompañara a las reuniones de Alcohólicos Anónimos para salvar su matrimonio. Cuando ella vio el dolor y la preocupación en sus ojos, aceptó su invitación y ha permanecido sobria durante catorce años.

Como puedes ver a partir de estos ejemplos, el punto de quiebre se asocia, a menudo, con un momento de dolor —habitualmente el dolor de herir a otra persona, de odiar un aspecto de tu vida, de vivir con tus temores, o de sentirte avergonzado de la persona en quien te estás convirtiendo.

Recuerda que el ritmo de la vida está directamente relacionado con la forma en que reaccionas al cambio. Tu lenguaje, tus pensamientos y sentimientos son las tres cosas que puedes controlar durante el tiempo incierto del cambio. Se requiere esfuerzo y paciencia para transformar nuestras formas habituales de hablar, pensar y sentir por palabras, pensamientos y emociones más positivos. Una pregunta mejor, una mejor decisión o una nueva elección pueden ser la respuesta para cambiar. Comienza hoy, y estarás en camino hacia una forma más optimista de vivir.

Los primeros 30 días: qué debes recordar

1. Presta mucha atención a las preguntas que te haces, al lenguaje y a las palabras que usas, y a los relatos que cuentas. Pueden aprisionarte o liberarte durante el cambio.

2. Puedes controlar tus pensamientos durante el cambio. Elige pensamientos buenos. Siempre busca pensamientos positivos.

3. Todos los cambios implican una pérdida y es saludable sentir las emociones que la acompañan. Algún nivel de dolor a menudo te servirá y puede llevarte al punto de quiebre, donde finalmente iniciarás el cambio que necesitas realizar.

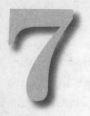

7 Conoce tu lado espiritual

Donde viven la tranquilidad, las ideas y la sabiduría

Principio 7: Las personas que sobrellevan con éxito un cambio saben que están conectadas a algo más grande que ellas.

Cuando todo a tu alrededor está cambiando, busca aquella parte de ti que no cambia. Esa parte es serena, centrada y siempre está presente.

En este capítulo, no te diré en quién o en qué creer, ni qué nombre darle a Dios. No tendrás que cambiar ninguna de tus creencias acerca de la fe, la religión o las tradiciones. Pero sí te pediré que establezcas una relación más fuerte y profunda con *tu verdadero ser* —aquella parte serena, centrada y segura de ti— y que dejes descansar a tu mente fatigada y atemorizada.

Cuando introducimos un cambio en nuestra vida —regresar a la universidad, comenzar una empresa, seguir un camino creativo— provocamos también un cambio de identidad. Y aun cuando los cambios son externos, con frecuencia se nos pide más bien que iniciemos un viaje interior. Para asegurarnos de no perdernos en el camino, es preciso conectarnos con el centro de nuestro ser, la esencia de quienes somos.

Todo gran atleta y héroe ha creído en algo más grande que él. Nelson Mandela, Gandhi, la Madre Teresa y John F. Kennedy son algunas de las muchas personas que se han referido a una conexión con algo superior: su alma, su espíritu, o su relación con Dios o con la divinidad. Reconocieron la presencia de lo divino en todas las situaciones difíciles, y permitieron que fuese una presencia que los ayudara en la vida. Durante los primeros 30 días de un cambio, y durante toda tu vida, es importante preguntarte en qué estás dispuesto a confiar. Pregúntate realmente, *¿En qué deposito mi confianza hoy en día?*

Si no te agrada la expresión ser superior, llámalo de otra manera. Cualquiera que sea el nombre, es aquella parte de ti que te hace sentir bien cuando no reaccionas motivado por la ira, el temor, la impaciencia o la culpa. Es esa parte de ti que te dice que has tomado el camino correcto.

Algunos de nosotros creemos en un poder superior. Contemplamos la naturaleza, el milagro del nacimiento, un amanecer, las estrellas en el cielo, y sentimos un poder superior, el sentimiento de que no estamos solos, la presencia de algo —o de alguien. Este algo es el santuario que nos puede ayudar a permanecer centrados en momentos de crisis y de cambio. Es posible que no sepamos esto con certeza, pero quizás haya algún tipo de energía, algún poder al que podemos recurrir, un ejército de fuerzas invisibles que aguarda para ayudarnos. Tal vez exista únicamente para asistirnos, para preparar el camino y para estar a nuestro lado. Yo los llamo *nuestros amigos de arriba*.

Todos tenemos algo a lo que recurrimos. Quizás sea la meditación, la oración, la creencia en las leyes de la atracción, o la visualización. Tal vez sea una conexión con la naturaleza, cierto tipo de música que nos tranquiliza, o una pasión creativa, tal como la escritura o la pintura. Sea lo que sea, te ayudará durante las épocas de cambio, al permitir que te conectes con quien realmente eres.

Incluso durante el cambio más dramático, siempre hay un lugar dentro de nosotros que permanece tranquilo, sereno y có-

Conéctate, conéctate de nuevo y permanece conectado

Muchos de nosotros tenemos fuertes creencias religiosas, y diríamos que estamos muy conectados a una fuerza superior. Algunos de nosotros tenemos una perspectiva espiritual más general, y algunos de nosotros ya no sabemos qué creer. Cualquiera sea tu caso, puedes elegir sintonizarte con esta energía más amplia —que puede ser llamada Dios, Alá, Buda, Jesús, Krishna o Rama, entre otros nombres, o sencillamente naturaleza— todos los días al centrarte en tu interior y observar lo que sientes. Puedes acceder a esta energía de muchas maneras; puedes dar un paseo, sentarte en silencio, orar, expresar gratitud, leer un libro que te ayude o meditar. Sólo dedica unos pocos minutos a mirar en tu interior. Siempre está presente. Cuando te sintonizas con ella, puedes sentir su estabilidad, orientación y sugerencias.

modo, que sabe cómo enfrentar el cambio. Esta parte de nosotros no fluctúa cuando cambian las circunstancias que nos rodean. Para la mayor parte de nosotros, es algo que llamamos nuestro ser superior, nuestra alma, o nuestra conexión con la divinidad o con Dios.

En los momentos de cambio, la mayor parte de nosotros ansía comprensión. Queremos dar sentido al aparente caos que nos rodea. Al lugar del que hablo, sin embargo, lo llamo *postura interior*. Es aquella parte de ti que es serena y sabia, que acepta las cosas como son. Aquella parte de ti que es eterna, inmutable; es entera y completa, y no podemos deshacernos de ella a pesar de todos nuestros esfuerzos. Conectarse con este lugar interior significa alinearte con la persona que eras antes del cambio, durante el cambio y después del cambio. Se trata de recordar quién eres.

Paz y tranquilidad

Sin importar qué cambio o transición estés viviendo o qué decisión debas tomar, dedica algún tiempo a estar solo y en silencio. Con frecuencia buscamos más paz en nuestra vida, pero no hacemos lo necesario para que eso suceda. Así, en muchas ocasiones, nuestro ser superior intenta darnos respuestas o soluciones, pero nuestras ocupaciones no nos dejan detenernos a reflexionar en ellas. Es por esta razón que la meditación ha adquirido tanta popularidad en nuestra cultura actual. Aun cuando puedas pensar que la meditación es algo pasivo, en realidad es una manera activa de crear un tiempo durante el día para conectarte con la parte más profunda de ti. La meditación elimina tu resistencia al cambio al permitirte encontrar la relación entre tu parte pequeña y la grande, y recordarte que estás exactamente donde debes estar. Cuando guardas silencio, puedes ver de qué manera se está desarrollando tu vida.

Hay muchas formas diferentes de meditación pero, fundamentalmente, toda meditación es la práctica de dedicar algunos minutos al día para detenernos y no hacer absolutamente nada. Sin la interrupción de llamadas telefónicas, correos electrónicos, computadoras, conversaciones, comida, televisión… nada. Desacelerar el motor que activa tu mente y dedicar algún tiempo a concentrarte en el motor que activa tu cuerpo. Cuando nos limitamos sencillamente a sentir nuestra respiración —inhalando y exhalando— estamos recurriendo a nuestra fuerza vital. Sólo deja que todo sea exactamente como es. En ocasiones, ¡es bueno limitarnos a aguardar en la sala de espera de Dios!

¿No es extraordinario cuánto luchamos contra la idea de estar inmóviles? ¿Qué tememos? ¿Qué es lo peor que podría pasar? ¿Quién podría venir a herirnos? ¿Qué estamos evitando? Hay pocas cosas más esenciales que dedicar de cinco a diez minutos al día a conectarte con tu mundo interior; esto te ayudará a sobrellevar cualquier cosa que suceda en tu vida. *Sólo permanece en silencio.* Casi todas las religiones propician el silencio y la soledad. Recuerda: cuando perdemos algo externo durante un cambio, siempre tenemos la oportunidad de recuperar un hogar interior.

Mi amiga María halló la respuesta que estaba buscando únicamente cuando dedicó unos momentos a estar realmente en silencio. Después de un compromiso de ensueño, una celebración de tres días para la boda, y una luna de miel de un mes, nunca imaginó que el matrimonio sería tan difícil. Pero apenas un mes después de la boda, jamás se había sentido tan desdichada. Ella y su esposo peleaban por dinero, por el tiempo que él dedicaba a sus amigos y sobre cuándo tener un bebé. Alguna vez habían estado profundamente enamorados, pero en ese momento se sentían como extraños. Una noche, después de una pelea especialmente dolorosa, María permaneció sola en su cama mientras su marido salía enojado. "Decidí que la única solución era que yo me marchara. Elegí un destino muy, muy lejano —el sudeste de Asia— y comencé a hacer una lista de todos los elementos que necesitaría. Y, justo en el momento en que me disponía a levantarme para investigar sobre los billetes de avión, vi cómo entraba la luz de la luna por la ventana del dormitorio. Mientras contemplaba el cielo de la noche, tuve la sensación de que alguien me escuchaba. Así que pedí a quien imaginaba que era Dios o el universo, que si este era el hombre adecuado para mí, las cosas funcionaran. Permanecí inmóvil y en silencio en mi cama, y la respuesta me llegó, no en un aviso de neón, sino en una enorme paz que invadió mi cuerpo y mi mente. Cuando mi esposo regresó a casa más tarde aquella noche, lo vi de una manera diferente. Había abandonado las expectativas acerca de cómo debería ser este matrimonio y lo había aceptado como era: con deficiencias, pero adecuado para mí. Supe que algo más grande me guiaba y que siempre lo había hecho. Estoy agradecida de haberme permitido a mí misma pedir ayuda a un poder superior".

> *Nadie se siente vulnerable cuando está en sintonía con quién es.*
> *—Esther Hicks*

La oración

Muchas de las personas que he conocido que pasan por un cambio creen que la oración es una herramienta maravillosa. Habitualmente no les pregunto a quién le rezan; esta sería una pregunta equivocada. Sencillamente, les pregunto si les ha servido, y casi todos responden afirmativamente. La oración es simplemente otra manera de encontrar un momento de conexión con algo en lo que elegimos creer. Puede ser una persona, una energía o una presencia amorosa. Podemos comunicarnos a través de la conversación, un grito de ayuda o un momento de agradecimiento. Podemos recurrir a la oración cuando nos entregamos a una situación imposible, o para recordarnos que no tenemos el control y que un poder mucho más grande que nosotros está obrando. Y, en ocasiones, la mejor manera de ayudar a otra persona es rezar por ella.

Recientemente, hablé con una mujer que utilizó la oración para sobrellevar una serie de cambios aterradores. Christine fue violada a la edad de treinta años mientras su hija dormía a su lado. El hombre la amenazó con violar a la niña después si decía una palabra o se resistía, y con matarlas a ambas si llamaba a alguien antes de que pasara una hora después de que él se hubiera marchado de la casa. A los pocos meses de vivir aquel horror, cuando estaba sola en su casa, fue asaltada por dos hombres armados que la dejaron atada en el salón de la casa. Y, como si esto fuera poco, descubrió que su esposo había tenido cinco aventuras amorosas en sus cinco años de matrimonio.

Para entonces, Christine estaba increíblemente enojada con Dios y se negó a rezar y a ir a la iglesia. Se preguntaba cómo era posible que un Dios amoroso pudiera permitir que sucedieran estas cosas. Sin embargo, con el transcurso del tiempo, me dijo, "La inculpación no eliminaría mi dolor. Es posible que nunca supiera por qué había pasado por estos momentos tan difíciles, pero sabía que una vida sin oración, o sin alguna sensación de cercanía con Dios, no mejoraría la situación. Mi primera oración fue pedir a Dios que me llevara a casa, estar muerta de alguna manera". Pero luego cambió de orientación y rezó para pedir la paz interior y el poder de perdonar a sus atacantes. Incluso comenzó a rezar por ellos como personas. Eventualmente, su vida recobró cierta normalidad. "La oración me limpió de nuevo. Fue la manera de mejorar mi situación, de expresar toda aquella ira, dolor y falta de fe de una manera segura".

La oración es algo muy personal. Rezamos en nuestro idioma, a nuestra manera. Bien sea que se trate de una relación continua y abierta con una figura religiosa conocida o con algo diferente en lo que se cree, la oración sólo puede ayudar. No tiene ningún inconveniente. Y no es necesario que se comience a orar cuando ocurre una gran crisis. Orar por las cosas cotidianas es igualmente valioso e importante.

El pequeño tú versus el gran tú

El mundo está lleno de personas que han dejado de escuchar a la mejor parte de sí mismas. Quizás haya llegado el momento de sintonizarte contigo mismo otra vez. Puedes comenzar por examinar la relación entre el Pequeño Tú —la parte muy humana de ti, motivada por el ego, o tu ser inferior— y el Gran Tú —tu ser superior. Tu ser inferior a menudo está atemorizado, estancado y anhelando el control, mientras que tu ser superior reacciona al cambio de una manera que acoge y respeta lo que está sucediendo. Es como si se diera una carrera de relevos entre el ser inferior y el ser superior. ¿Qué parte de ti determinará cómo se desarrollará este cambio? Es una elección que tú debes hacer. El pequeño Tú quiere tener la razón y tomar el control. El gran

Tú quiere enseñarte el camino, hacer las cosas más sencillas y transportarte a un lugar más lleno de paz a pesar de los obstáculos que puedas encontrar en el camino.

Debes pedir continuamente al gran Tú que se dé a conocer, que tome el control y que guíe el viaje, en lugar de dejar que la mente (el pequeño Tú) —que probablemente está desesperado— asuma el control. No seas un obstáculo para ti mismo. Y, si esto te parece difícil, consuélate con saber que hay al menos un momento del día —quizás justo al despertar— en el que tu mente no ha tenido el tiempo necesario para recordarte qué terribles son las cosas ni qué difícil es este cambio. Es el momento en que recurres al verdadero tú, al gran Tú, a tu ser superior.

Reconoce que hay una enorme provisión de poder universal a la que puedes recurrir. Este poder no proviene de nosotros en absoluto y, sin embargo, todos estamos conectados con él de alguna manera. Y lo atraemos o bien lo mantenemos alejado de nosotros.

Cuando practicas entablar una relación con tu ser superior, adoptas el camino correcto, pues no reaccionas impulsivamente, sino que eliges sabiamente cómo responder a las circunstancias. Activar tu ser superior te sintoniza con la mejor parte de ti mismo, aquella parte que se orienta hacia mejores pensamientos y acciones, sin importar cuáles sean las circunstancias, qué tan dolido, enojado, desencantado o frustrado te sientas. Volverte hacia esta parte de ti mismo te ayudará a ver la situación con claridad y a tomar decisiones productivas con convicción.

Tu ser inferior tiende a la autocompasión y a los rencores,

diciendo cosas como *Mi vida no es nada sin este hombre que me dejó*, o *No puedo perdonar a mis padres por lo que hicieron cuando yo era joven*, o *Mi empresa está arruinada ahora que no conseguí este negocio*, o *Nunca seré feliz o sana otra vez*. Tu ser superior es la parte de ti que no te permite convertirte en una víctima, culpar a otras personas o perderte en la ira. Tu ser superior te ayuda a brillar en tu fuerza, compasión y claridad. Y tu ser superior les da un micrófono a tu corazón y a tu alma, no sólo a tu mente. Una persona lo expresó de la mejor manera cuando admitió que no sabía que tenía tanto valor en ella cuando murió su hijo. No pensó que pudiera acceder a la fuente interior que le daba fuerza y esperanza. En cuanto más busques esta parte de ti, más recibirás de ella.

> **Tu llamado a la acción es actuar desde tu ser superior. "¿Qué haría, diría o pensaría ahora mismo aquella parte de mí que es mejor, más sabia?" Esta es la única pregunta que debes hacerte. Es saber qué te indica la intuición —no la parte rebelde de ti, la que se resiste.**

Tu principal responsabilidad durante el cambio es estar abierto a esta otra parte de ti —no a la mente sobrecargada, sino al espíritu y al alma. No me malinterpreten: la mente es maravillosa y la necesitamos. Pero un poco de mente y un poco de alma es la combinación adecuada. Verifícalo por ti mismo. ¿Qué tan equilibrado estás en esta ecuación? La mayor parte de nosotros tiene un exceso de una y poco de la otra. Pero solamente con despertar la *intención* de creer en algo superior ya estás camino a conectarte con la mejor parte de ti y ser más consciente.

¿Puede ayudarte tu lado espiritual durante el cambio?

Durante los momentos inciertos del cambio, tus amigos de arriba —Dios o el poder superior— pueden constituir una ayuda invaluable. Esta fuerza te ayudará a utilizar tu brújula interior, que te orienta hacia lo que es mejor para ti. Y, cuando recurres a tus amigos de arriba, puedes pedirles cualquier cosa; no hay nada demasiado grande o demasiado pequeño para ellos. Puedes pedir que la gente te ayude, comprender por qué ha ocurrido algo, puedes pedir que te recomienden un libro, un buen lugar para estacionar el auto, o ayuda financiera. Lo esencial es creer activamente que tu plegaria será escuchada y respondida. En ocasiones, será necesario que creas durante días, semanas e incluso meses. Y es allí donde muchos de nosotros fracasamos. Le damos unos pocos días y luego nos decepcionamos si no recibimos ayuda, en lugar de renovar constantemente nuestra fe y nuestra creencia.

También es importante comenzar a actuar como si lo que pides ya se encontrara en tu vida. Alguien me preguntó hace poco en una conferencia por qué parecía que yo siempre recibía lo que pedía. Sin pensar respondí, "Pido, y luego hago el espacio para lo que pido". Es importante reconocer el vacío que debe existir antes de que llegue la ayuda. Pedir orientación es el primer paso, y crear el espacio y el tiempo para que aparezca es el segundo.

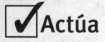 **Actúa**

1. Recuerda momentos en los que *no* has confiado en tu intuición y en tu ser superior. ¿Qué ha sucedido? (Personalmente,

yo comencé por contratar a las personas equivocadas para mi empresa, me mudé a la ciudad equivocada, hice negocios con las empresas equivocadas, acepté empleos que no me agradaban, salí con los hombres equivocados, no tomé decisiones importantes por temor a herir los sentimientos de otras personas, invertí en las acciones equivocadas —¡todo porque confiaba en mi mente más que en mi corazón y en mi intuición!)

2. Recuerda un momento cuando te conectaste con tu ser superior. Pudo haber sido a través de la oración, la meditación, un sentimiento de gratitud o una fuerte intuición acerca de una persona, un negocio o una decisión. ¿Recibiste una corazonada o un mensaje acerca de lo que debías hacer?

3. Si sólo por unos momentos eliges creer en tu ser superior o en tus amigos de arriba, ¿qué les pedirías? Durante al menos los siguientes treinta días, debes estar dispuesto a tener una relación con esta parte de ti y a pedir ayuda durante este cambio.

4. Comprométete a comunicarte con tu ser superior al menos una vez al día. Elige un momento determinado si eso te resulta más fácil. Pide lo que necesitas y agradece lo que tienes. Comienza por tener una conversación amistosa con esta parte de ti. Siempre te estás comunicando contigo mismo, pero habitualmente es tu mente la que habla todo el tiempo sin permitir que tu ser superior diga una sola palabra. Permanece abierto a la forma en que se comunica tu ser superior; en ocasiones es con palabras, y a veces con un signo inteligente, una sugerencia o una extraña coincidencia que encuentras durante el día. A menudo es una corazonada muy fuerte.

Confía en tu intuición

Tu ser superior se comunica a través de tu intuición. Todos sabemos qué se siente como algo bueno y qué no, y sabemos instintivamente qué está bien y qué está mal. Esta capacidad está grabada en nuestro ADN. Es sólo que hemos perdido contacto con aquella parte de nosotros. Confiamos en los demás más que en nosotros mismos, y al hacerlo hemos debilitado nuestro sentido interno de orientación y de juicio. Ahora es el momento de comunicarte de nuevo con tu ser superior y de usar el don de la intuición que nos ha sido dado a todos.

Tu intuición y tu ser superior trabajan conjuntamente; el uno no puede funcionar sin el otro. Durante épocas de cambio, escucha con cuidado a aquella parte de ti que continuamente te empuja suavemente en la dirección correcta, a pesar de lo incómodo que sea su mensaje.

Tendemos a caer en el patrón de hacer a un lado nuestra intuición porque, con excesiva frecuencia, nuestra intuición puede implicar tomar una decisión difícil, quizás dejar un empleo que sabes que no es el adecuado para ti, una relación que te hace desdichado, o darte cuenta de que te estás matando lentamente a causa de una adicción. Cualquiera que sea tu intuición, siempre te dirá la verdad acerca de una situación. Al hacer a un lado la intuición, esperamos que el problema desaparezca. No queremos realizar el trabajo interior de hacer un duelo sanador o enfrentar las consecuencias de nuestras acciones. Hacemos a un lado nuestra intuición porque estamos convencidos de que podemos hacer las cosas sin ella, que aquello que *pensamos* —a diferencia de lo que *sentimos*— es siempre correcto. Aun cuando nuestra intuición está siempre alerta y dispuesta a ayudarnos, la mayor parte del tiempo no es algo a lo que le demos un micrófono. El micrófono de nuestra mente es mucho más sonoro. Parece más fácil depositar nuestra confianza en nuestra mente, en el intelecto y en las acciones, que en aquella cosa intangible llamada intuición.

Una manera de recurrir a nuestra intuición es escuchar al cuerpo. Tu intuición es aquella parte de ti que hace que se te cierre el estómago si algo está mal, te da dolor de cabeza cuando algo no está bien o te hace respirar con mayor rapidez si quiere que prestes atención a algo. Tu intuición no te deja dormir si estás tomando una decisión incorrecta, y puede llevarte a comer desordenadamente si ignoras una señal de que no estás avanzando en la dirección correcta.

> *Mi amigo Patrick dice: "La mayor parte de la gente tiene dos mascotas que debe cuidar —la mente y el cuerpo. Y la mayor parte de la gente pasa todo el tiempo concentrándose en la mente, donde vive el ego, y no dedica ningún tiempo al cuerpo, donde viven la intuición y los sentimientos viscerales".*

La intuición es la que te hace saber si una persona, un empleo, una decisión o un negocio son adecuados para ti; te despierta en la mañana, tratando de llamar tu atención hacia alguna cosa antes de que tu mente esté plenamente consciente; o hace que no quieras ir al trabajo cuando sabes que está mal. La intuición repite pensamientos, ideas, sentimientos y preocupaciones hasta que finalmente la escuchas.

Cuando no escuchamos a nuestra intuición, los resultados pueden ser desastrosos. La madre de una querida amiga mía aprendió esto de primera mano. Su médico le recomendó una cirugía para operar una pequeña anormalidad que había encontrado en su útero. Durante meses, ella pospuso la operación. Algo le decía que era una mala idea, que el médico estaba siendo excesivamente agresivo en su enfoque, y que tendría complicaciones después de la cirugía. Finalmente, decidió actuar en contra de su intuición y seguir el consejo del médico, apoyado también por su familia. La cirugía casi la mata. El cirujano cortó accidentalmente su intestino delgado, dejándola en coma durante algunos días. Pasó dos meses en cuidados intensivos y toda esta terrible experiencia se prolongó durante cerca de cuatro meses.

La historia de esta mujer no significa que debas desechar el consejo de tu médico o de cualquier otro "experto" en tu vida. Sencillamente, es un recordatorio para que atiendas a las señales de alarma que pueda presentarte tu intuición. Siempre hay más de una manera de ver una situación, y tu intuición puede guiarte hacia la opción que más te conviene.

Sintoniza tus antenas

Otra manera de recurrir a tu lado espiritual es abrirte más al lenguaje de la vida, como lo mencioné antes. Todos recibimos signos y orientaciones, pero no sabemos de dónde provienen. Adoptan todas las formas, figuras y tamaños: un libro del que oyes hablar, la llamada de un amigo que te sugiere algo; un artículo que lees en el diario donde se describe exactamente la experiencia por la que estás pasando; un encuentro casual con alguien, una clase o un evento de los que te enteras por casualidad.

No permitas que tu mente racionalice e ignore estos signos externos. Tómalos por lo que son, y luego decide si están allí para guiarte. Si crees en ellos, aparecerán cada vez con mayor frecuencia, como señales en un camino incierto, orientándote. No tienes que seguirlos; sólo muéstrate abierto a verlos. Constantemente uso la analogía de tener antenas en la cabeza. Diariamente, me sintonizo con todas las maneras en que la vida y mi intuición pueden estar tratando de ayudarme a sobrellevar un cambio. Me digo a mí misma, *Estoy en perfecta sincronización con la vida.*

Cuando Diane afinó sus antenas, apenas podía creer el milagro que ocurrió en su vida. Ella y su esposo habían estado tratando de tener hijos durante cinco años. Cada pérdida de embarazo había sido un golpe terrible para ambos y para su matrimonio. Habían consultado a un especialista en fertilidad en su ciudad e incluso habían comenzado a recurrir a tratamientos alternativos, pero todo había sido en vano. Su matrimonio comenzaba a destruirse. Luego, un día, cuando estaba viendo televisión tarde en la noche con su esposo, presentaron un informe sobre la adopción en China. Estaban viendo un canal que rara vez sintonizaban pero, por alguna razón, lo habían elegido aquella noche. El documental hablaba acerca de la cantidad de huérfanos chinos que necesitaban un hogar. Habitualmente, lo habrían visto como un relato triste, pero como algo que no tenía nada que ver con ellos. Pero Diane lo vio como un signo. ¿Por qué estaban despiertos a esa hora viendo televisión? ¿Por qué este canal? ¿Por qué este documental? Pronto comenzaron a averiguar acerca de la adopción y, dos años más tarde, eran los orgullosos padres de una bebita.

Asume tus responsabilidades

Con frecuencia, buscamos que otras personas nos guíen. Externamente, estas personas pueden parecernos mejores que nosotros, más educadas o cultas, con más carisma y poder. Es posible que busquemos a una figura paterna para sentirnos más convencidos y seguros, o a una figura materna para sentirnos amados y aceptados. Pero uno de los grandes errores que cometemos es adjudicar la responsabilidad a otra persona: nos apresuramos a confiar en personas que se encuentran en posiciones de autoridad y nos convertimos en sus seguidores. Aun cuando amigos, parientes, médicos y terapeutas tienen todos un enorme valor, nadie más que tú puede ponerse realmente en contacto con tu intuición o con la lección que necesitamos aprender. Ese es un viaje que debemos realizar solos.

No sacrifiques tu propia intuición o tu propia inteligencia; no le entregues este espacio exclusivamente a un especialista, a alguien que parece saber más que tú —un mentor, un gurú, o incluso un grupo de amigos. Incorpora lo mejor de lo que escuchas y aprendes, pero siempre regresa a ti mismo. Tienes sabiduría en tu interior. En India, cantan las palabras *"wa he guru"* para honrar al gurú que tenemos dentro, y se dice que esto elimina todos los obstáculos. Eres mucho, mucho más intuitivo de lo que te han dicho. La intuición no es un poder especial que sólo *otras* personas tienen. Quizás esta breve oración te ayudará a sintonizarte con tu intuición. Cuando estoy en medio de un cambio, cuando temo tomar la decisión equivocada, o cuando parece que las cosas no funcionan, digo lo siguiente:

Ahora tienes mi atención.
Ya no estoy huyendo.
¿Qué viene ahora?
Enséñame el camino.

Además, hablo constantemente con mis amigos de arriba —les pido cosas, les agradezco y les pregunto acerca de lo que no comprendo. También me enojo con ellos. Me pongo de mal humor, me decepciono y me resiento por cosas que han pasado o no han pasado en mi vida. En ocasiones los ignoro —y ellos ríen. Cuando me siento sola, de inmediato les pido que me rodeen. Forman parte de mi equipo —protectores que todo lo saben, que están llenos de amor y que siempre están presentes

No, nunca los he conocido. No sé qué aspecto tienen, ni cuántos son. Pero cuando necesito algo, se los pido. Y, ¿sabes qué? Es asombroso con cuánta frecuencia siento su guía y su ayuda. Algunos de nosotros no sabemos o no creemos que existan nuestros "amigos de arriba", y por esta razón no les asignamos ningún trabajo. ¡Están desempleados! En ocasiones bromeo y les digo que tengo una "lista de cosas por hacer personal" y otra "lista de cosas por hacer para ellos". Cuando reflexiono sobre la segunda lista, no verifico que todas las cosas hayan sido atendidas; aguardo con paciencia, sabiendo que la ayuda está en camino. Cuándo y cómo llegará esta ayuda es un misterio, pero acojo con agrado la oportunidad de dejar que se desarrolle como quiera.

De nuevo, no importa el nombre que le demos a esas fuentes superiores a las que accedemos, ni exactamente qué creamos que son. No sé si estos amigos míos son una energía dentro de mí o están realmente "arriba"; lo importante es que tu creencia en ellos activa una parte de ti que es inmutable, mucho más poderosa que el pequeño Tú que se atemoriza y es inseguro. Prefiero imaginar que esas fuentes superiores tienen acceso a grandes personas, ideas y soluciones —y que son capaces de realizar portentosos milagros. Les pido ayuda prácticamente para todo —decisiones de negocios, asuntos financieros, viajes sin problemas, o problemas personales que pueda estar enfrentando. Pero también hago mi parte. Esta no es una delegación pasiva; es una participación activa. Activamente creo que no estoy sola, y me esfuerzo por unirme al flujo de la vida. Recuerdo que debo ir *con* la corriente y no en contra de ella, y actuar cuando sea necesario. Y siempre estoy abierta a lo que me dice mi guía interior. En ocasiones me pregunto por qué no pedí más ayuda en el pasado. Pero he aprendido que es necesario practicar para hacerse a un lado y permitir que otra cosa nos ayude en cualquier situación de cambio, bien sea una entrevista de trabajo o una visita al médico. Cuando estoy descentrada, casi siempre encuentro que estoy actuando desde el ego, la mente, el control. Veo que no me he puesto en contacto con el otro lado de mí misma, el lado espiritual. Los primeros 30 días de cualquier cambio son un momento propicio para familiarizarte con esta otra parte de ti mismo, tu alma, con ese poder interior que habita en ti y que es sencillamente más sabio.

Lo que es adecuado para mí no necesariamente lo es para otra persona. Pero si quieres acoger tu lado espiritual y no estás seguro acerca de cómo hacerlo, debes saber que siempre sentimos que algo está bien o mal. Cuando puedes sentir la diferencia entre ambos, estás en sintonía con tu espíritu. Conectarnos con esta parte de nosotros no está necesariamente relacionado con la religión ni con cualquier otra cosa de la Nueva Era; se trata de algo que está siempre en nuestro interior. Así que cuando dices, "No sé qué hacer", necesitas ponerte en contacto con tu sistema interior de orientación. A menudo sí sabes qué hacer; es sólo que no deseas avanzar en esa dirección si ello exige un esfuerzo —¡y por lo general lo exige! Cuando tiendes hacia una acción o pensamiento que te hace sentir mejor, te estás alineando con tu lado espiritual. Cuanto más te sintonices con tu ser superior y con tu intuición, mejor te conocerás, podrás interpretarte y ver cómo sientes las cosas.

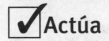 # Actúa

Trata de sintonizarte con tu intuición durante treinta días. ¿Cómo? Concéntrate en cómo te sientes acerca de algo en lugar de qué piensas sobre ello. Simplemente, entrénate para preguntar: *¿Cómo me siento al respecto? La intuición siempre te dará una respuesta.*

Los primeros treinta días de cualquier cambio son el momento ideal para comenzar a ponerte en contacto con tu lado espiritual. Es durante esos primeros pocos días o semanas del cambio que verdaderamente necesitas sentirte arraigado, saber sin lugar a dudas que las cosas resultarán bien, que todo funcionará, que lo superarás. Durante los momentos de estancamiento —aquellos momentos en los que te duele la cabeza porque tu mente no puede solucionar algo— la vida te invita a despertar otra parte de ti: la parte superior. En lugar de activar graciosamente la guía interior que tenemos dentro, estamos

> *La gente no puede vivir con el cambio si no hay un centro inmutable en su interior.*
> *—Stephen R. Covey*

condicionados para luchar, estresarnos y crear pequeños dramas. Cuando estamos luchando, confiar en nuestros guías internos y recurrir a la oración y a la meditación no parece ser tan útil, especialmente si no producen respuestas y resultados inmediatos. Pero si podemos dejarnos llevar —incluso sólo por un par de horas o de días— si conseguimos ser pacientes y aceptar nuestra realidad actual, podemos iniciar el trabajo interior, o sea, la indagación del cambio. Podemos preguntarles a nuestros amigos de arriba cuáles serían los mejores próximos pasos qué deberíamos tomar.

El camino espiritual está con frecuencia algo apartado de nuestras zonas de comodidad, y podemos sentir que está excesivamente relacionado con la Nueva Era, pero funciona —no sólo para mí, sino para millones de personas que han encontrado que es posible aportar un sentido de gracia a cualquier situación. Estamos en estado de gracia cuando renunciamos a la lucha durante un tiempo y permitimos que algo diferente se imponga. Creo que todos nosotros —la naturaleza, los animales, los seres humanos— estamos conectados con algo superior. Debemos preguntarnos por qué hemos olvidado esta conexión.

Dios está preparándote para cosas más grandes. Te llevará más lejos de lo que creías posible, así que no te sorprendas cuando Él te pida que pienses mejor de ti mismo y que actúes de acuerdo con ello.
—Joel Osteen

Lo único que sugiero es que comiences esta conversación contigo mismo. Dirígete a tu interior, pide ayuda, escucha tu intuición, busca signos, ora o medita. Y no olvides sentir gratitud, agradecer cuando te sientas guiado, cuando recibas una respuesta, cuando algo que deseas en efecto sucede. Cuanto más agradeces lo que has recibido, tu lado espiritual se hace más activo en tu vida, cuidando aun mejor de ti durante el cambio. Así, aun cuando mi primer pensamiento en la mañana es ofrecer una intención por el día, en la noche mis últimos pensamientos, a pesar de lo difícil que pueda haber sido ese día, son siempre de gratitud. Incluso llevo un diario de agradecimiento en el que me concentro en lo que fue maravilloso durante el día. Practícalo y verás que te sentirás mucho mejor.

Los primeros 30 días son el momento de dar los primeros pasos en la dirección correcta —hacia tu interior. Tu ser superior y tu conexión con algo más grande estarán ahí para acompañarte en este viaje de cambio.

Los primeros 30 días: qué debes recordar

1. Estás conectado con algo superior que puede ayudarte y guiarte. Conéctate de nuevo con tu espíritu, tu alma y tu ser superior, y el viaje a través del cambio será más sereno.

2. Muchas de las respuestas y consejos que estás buscando ya están dentro de ti. Confía en ti mismo y en tu intuición para que te guíe.

3. Hay muchas maneras de estar en sintonía con tu lado espiritual: la oración, la meditación, el silencio, la naturaleza, la iglesia… Encuentra la manera adecuada para ti.

> *Ahora es el momento para la*
> *intuición y para Dios.*
> *—Elizabeth Taylor*

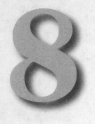

8 Tu equipo de apoyo para el cambio

Las personas y las cosas que pueden ayudarte

Principio 8: Las personas que sobrellevan con éxito un cambio no están solas; se rodean de gente que puede ayudarlas, que tienen las creencias y las habilidades necesarias. Y crean un entorno que respalda su cambio.

Uno de nuestros mayores defectos como seres humanos es que pensamos continuamente que estamos solos. Cualquiera sea la situación, siempre, siempre, hay alguien que puede ayudarnos.

En momentos de transición, es normal sentirse solo. Nos persuadimos de que nuestra situación es única —que nadie ha pasado antes por este cambio específico o por todos estos cambios a la vez. Pensamos que los cambios que enfrentamos son tan particulares que nadie puede ayudarnos o comprendernos. Entonces, ¿qué hacemos? Nos aislamos, retirándonos a un mundo interior de compasión y de estrés. Todos los signos nos dicen que este será un largo viaje hacia la soledad.

Decir dos palabras sencillas —*Necesito ayuda*— abre canales de asistencia. La mayor parte de nosotros piensa que decir estas palabras nos hace débiles. Nos preocupa lo que alguien pueda pensar o decir si admitimos que no lo sabemos todo. No estamos destinados a aislarnos durante el cambio, sino a permanecer conectados, a estar rodeados de personas con una mentalidad optimista, y a ofrecer y recibir ayuda y apoyo. Todos nos sentimos mejor cuando hemos ofrecido ayuda a otra persona. Recuerda las últimas veces en las que un amigo te ha pedido ayuda. Es posible que haya pasado por la ruptura de una relación, una enfermedad, una infidelidad o problemas con un hijo. ¿Recuerdas qué reconfortante fue saber que podías ayudar a otro? Dale a alguien el obsequio de poder ayudarte y sacarte de tu escondite, de aquel lugar en donde estás sufriendo innecesariamente.

Mi amiga Kathy es uno de los mejores ejemplos para comprender cómo sobrellevar un cambio. Su vida se inició con complicaciones durante su nacimiento, y ha enfrentado el cambio desde entonces. Al crecer, sufrió abuso sexual en su propio hogar, y se sentía tan desdichada que intentó suicidarse cinco veces. Luego sobrevivió al ser atropellada por un auto y a dos episodios de cáncer, para convertirse después en la primera comediante con problemas auditivos. En lo que respecta al cambio, Kathy lo sabe todo al respecto.

"Es esencial ser agradecido", dice. "Nunca pregunté, '¿Por qué?', pues sabía que esa pregunta no tiene respuesta. Pero mucha gente realmente me ayudó en cada uno de los cambios que enfrenté. La única manera de superar un cambio es hacerle saber a alguien que estás estancado. Siempre hay gente a tu alrededor para ayudarte, pero debes optar por buscarla. Esta es una responsabilidad que te compete únicamente a ti".

Hay muchas razones por las cuales nos ocultamos: no queremos dañar la percepción que otras personas tienen de nosotros. Nos sentimos avergonzados de admitir que no sabemos la respuesta y que nos sentimos atemorizados e inseguros. Es posible que no queramos molestar a nuestros amigos con nuestros problemas, o creamos que nadie más ha pasado por lo que estamos experimentando. Pero es nuestro ego el que con frecuencia nos impide pedir ayuda. Creemos que seremos capaces de salir del pozo sin la ayuda de nadie.

En ocasiones, abrirnos a quienes tienen demostrada experiencia puede ser la transacción perfecta. Tus amigos se preocupan por ti, pero no tienen el conocimiento específico que pueda ayudarte a sobrellevar un cambio. Puedes recurrir a un pastor o a un consejero matrimonial, puedes entrar a Internet para encontrar personas que están pasando por cambios similares, o puedes acudir a un terapeuta. Recuerda, no tienes que saberlo todo. No tienes por qué saber cómo tratar a uno de tus padres que ha sufrido un derrame, ni saber cómo enfrentar la muerte de un hijo. Hay mucha ayuda disponible. Si te resulta difícil pedir ayuda o pedir un favor, comprométete a pedir tres cosas diariamente a otras personas. Esto eliminará la incomodidad inicial, y verás qué fácil es cuando te abres a la gente.

Tu equipo

A la gente se le facilita el cambio cuando se rodean de otras personas. Estas otras personas les permiten cambiar, incluso acoger sus cambios y, a la vez, crean un entorno muy positivo que respalda lo que están experimentando. El cambio siempre es más fácil cuando dejamos que otros nos acompañen, cuando compartimos la lucha, o cuando pedimos apoyo o consejo. Una de las maneras más rápidas de acoger el cambio es rodearte de un equipo de personas. Tu equipo puede estar compuesto por cualquier número de personas relacionadas con tu vida —familiares, amigos, colegas, sacerdotes, profesores, etc.— siempre y cuando cada uno de ellos te apoye, inspire o motive de alguna manera.

Yo he elegido un equipo muy específico para que me rodee. En momentos de cambio, recuerdo que estas personas siempre están ahí; nunca desaparecen.

Mi equipo…

no permite que permanezca estancada durante mucho tiempo. Suavemente me regañan cuando creo que no puedo continuar.

son optimistas que creen en mí y en mi vida. Me alientan y me motivan.

al menos uno de ellos ha pasado por el cambio con el cual necesito ayuda.

me dan una perspectiva desde diferentes contextos, ideas y profesiones. Me enseñan cosas continuamente, manteniendo mi mente abierta. Su carácter único me ayuda a ver las cosas desde diferentes ángulos.

está compuesto por personas, cada una de las cuales tiene un área fuerte específica (humor, planeación, salud) que respeto y de la que puedo aprender.

me ofrecen un lugar seguro donde refugiarme si necesito compartir o expresar un pensamiento o una emoción.

Mi equipo no siempre ha sido tan sano. Solía pasar mucho tiempo con personas iguales a mí —personas a quienes no les agradaba su empleo, no encontraban tiempo para hacer ejercicio, se quejaban de sus amigos y de su familia, y tenían historias acerca de por qué su vida no era como lo deseaban. Estas personas se sentían seguras y cómodas. Cuando estaba con ellas nunca necesitaba esforzarme, ni cambiar mis pensamientos o mi comportamiento. Veía que algunos de ellos deseaban que yo permaneciera estancada, que mi negocio no resultara, y comencé a comprender que algunas personas dan, mientras que otras toman.

¿Eché sencillamente a estas personas de mi vida? No, pero hice la elección consciente de buscar a otras personas que sabía que me empujarían y me ayudarían a crecer. Cuando estás tratando de cambiar activamente un aspecto de tu vida, cambia a las personas con quienes pasas la mayor parte del tiempo. Es posible que pienses, *Oh, son personas agradables; no pueden estar deteniéndome o haciendo que el cambio resulte difícil.* Pero encontrarás que reflejas sus creencias, comportamientos, valores, lenguaje y acciones —o falta de ellas— así que debes prestar mucha atención a la gente que frecuentas. En ocasiones la persona con quien pasas la mayor parte del tiempo puede ser quien te impide cambiar. Si quieres realmente cambiar tu vida, piensa en las cuatro o cinco personas a las que ves con mayor frecuencia. Ellas ejercen una enorme influencia en tu vida.

Experimenté el poder de mi equipo cuando me centré en dos metas: estar físicamente en forma y estar segura financieramente. Me rodeé de personas que viven como yo aspiro a vivir. ¡Algunas hacen ejercicio todos los días! ¡Otras han ganado millones! Sólo con frecuentar a estas personas, aprendo y me siento inspirada para alcanzar cierto estándar y mantenerlo. En ocasiones es incómodo estar con personas que tienen lo que tú quieres, pero la incomodidad significa que estás creciendo y que llegarás más rápido a su nivel. Si estás donde se desarrolla la acción, pronto serás parte de ella.

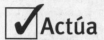Actúa

1. ¿Quién forma parte de tu equipo actualmente?

2. ¿En qué manera es esta gente una influencia positiva? ¿En qué manera pueden detenerte?

3. ¿Qué quieres cambiar en tu vida? ¿Puede alguien de tu equipo ayudarte a realizar este cambio?

4. Si quieres cambiar tu estado de salud, ¿tienes personas sanas en tu equipo? Si quieres casarte, ¿hay una pareja de casados en tu equipo? Si quieres tener dinero, ¿hay en tu equipo alguien con sólidos conocimientos financieros? Debes rodearte de personas que ya hayan enfrentado o realizado con éxito el cambio en el que te encuentras.

5. Cuando estás tratando activamente de cambiar un aspecto de tu vida, cambia las personas a quienes frecuentas. ¿Quién no debe ya estar en tu equipo? ¿Sería tu relación con esta persona más sana si ejerciera menos influencia en tu vida?

6. ¿Quién debería estar en tu equipo hoy en día? Busca a estas personas.

Recuerdo que cuando empecé un programa de maestría en administración de empresas en la Universidad de Stanford, me sentía como un pez fuera del agua. Había crecido en Asia, ido a la escuela en Inglaterra y nunca había trabajado ni vivido en los Estados Unidos. Mi acento era diferente, mi método de estudiar y de participar en clase era diferente, y yo era, además, la menor de la clase —tenía sólo veintidós años. Provenía de un medio que no tenía que ver con finanzas o negocios, así que, parecía que estaba siempre atrasada. Me sentía muy sola, pero mis inseguridades me impedían pedir ayuda y buscar a otras personas. Luego me conecté de nuevo con un viejo amigo, Joe, quien me llamaba religiosamente todos los días para ver cómo estaba. Durante aquellas llamadas, podía ser honesta con él —me sentía aterrada antes de los exámenes o ante la montaña de trabajo que debía hacer. Pudo haberme ayudado el hecho de que mi amigo no estuviera en la universidad conmigo; en ocasiones, la mejor ayuda viene de alguien que no está a tu lado. Pero él era una fuente constante de aliento y siempre me ayudaba a recuperar la confianza en mis capacidades. No estoy segura de que hubiera podido lograrlo sin él.

> *Cada uno de nosotros supera los momentos difíciles porque hay alguien ahí, parado en la brecha, para cerrarla por nosotros.*
> —*Oprah Winfrey*

Lentamente, con el transcurso del tiempo, les confesé a mis padres, a algunos amigos, e incluso a algunos de mis compañeros de clase, que no todo estaba bien en mi vida personal. En pocas semanas, tenía un equipo de gente que me apoyaba y que no me permitiría fracasar. Llamaban, me enviaban tarjetas de aliento y obsequios, e intentaban ayudarme de todas las formas posibles. Algunos venían a visitarme. A medida que mejoraron las cosas, me di cuenta de que otros compañeros estaban tan perdidos y abrumados como yo. No estaba sola. Pronto recobré mi equilibrio y comencé a divertirme.

Pregúntate quién ha estado ahí para ti en el pasado cuando

pasaste por un cambio importante. ¿Quién se preocupaba por ti, quién te alentaba a seguir? Si no lo has hecho, dedica un momento a llamar a estas personas, escríbeles una nota y reconoce lo que han hecho por ti.

Honestidad y especificidad

Puedes recibir ayuda únicamente si eres honesto acerca de lo que necesitas. A menudo no basta con decirle a alguien que necesitas ayuda. Por ejemplo, recientemente una amiga mía fue muy clara en decir que deseaba cambiar de carrera. Me había estado diciendo que se sentía desdichada en su empleo durante más de un año, pero todavía no estoy segura acerca de cómo puedo ayudarla. ¿Quiere consejos? ¿Quiere que la empuje para que actúe? ¿Quiere que le ayude a hacer un plan? Recuerda, la gente que te rodea desea realmente ayudarte. Pero si quieres beneficiarte de su ayuda, sé claro acerca de lo que necesitas de ellos.

¿Necesitas que alguien te llame, que te visite? ¿Necesitas que alguien te ayude a mudarte? ¿Necesitas ayuda con tus finanzas? ¿Necesitas ayuda para cambiar de dieta? ¿Necesitas ayuda para limpiar las alacenas? ¿Necesitas ayuda para cambiar de aspecto? ¿Para usar tu computadora? ¿Para comprender cómo se usan las máquinas en el gimnasio? ¿Para cambiar tu perspectiva negativa? ¿Para renunciar a algo del pasado a lo que sigues apegado?

Es natural ser vago cuando estamos con nuestros amigos o con nuestra red de apoyo. Después de todo, el solo acto de pedir ayuda es lo suficientemente difícil. Cuando tenemos el valor de buscar a otros, expresar nuestras necesidades específicas parece ser aun más difícil. En lugar de hacerlo, a menudo recurrimos a nuestro equipo para olvidar algo o sólo para desahogarnos. Pero el tiempo que pasamos juntos sería mucho más efectivo si dijéramos también: *Realmente necesito tu ayuda. ¿Puedes hacer esto por mí? ¿Me recomiendas un libro o un entrenador?* Y luego toma distancia y verás cómo todos te ofrecen su apoyo.

Permanece en el pozo o sube por la escalera

¿Has optado por permanecer en el pozo o subir por la escalera? Tu respuesta a esta pregunta influirá sobre quién está en tu equipo. Cuando busques ayuda durante un cambio, es importante distinguir entre dos tipos de persona: aquella que se mete en el pozo contigo y permanece allí, y aquella que te ve en el pozo, te lanza una escalera y te indica cómo subir. Si quieres continuar siendo una víctima, a menudo gravitas hacia amigos que te mantienen estancado. Si estás decidido a seguir adelante y a dejar atrás un lugar de inseguridad y de sufrimiento, busca a aquellas personas que te motivarán.

¿Cuál de tus amigos te ayudará siempre a salir del hueco? Estas personas pueden frustrarte en ocasiones porque te gustaría que sintieran compasión por ti; pero nunca se meterán en el pozo contigo para sentirse desdichados como tú. Estos son grandes amigos.

Después de un divorcio y una serie de relaciones emocionalmente vacías, Joan recibió la mejor forma de apoyo de su más vieja amiga, un miembro fundamental de su equipo. Después de que Joan se había enamorado otra vez de un hombre que no correspondía a su afecto, una amiga le dijo —inequívocamente— que ella tenía una atracción constante e inconsciente por hombres que no estaban disponibles emocionalmente —específicamente, hombres que no son amables ni generosos. Esta astuta observación golpeó fuertemente a Joan, pero esta lección de vida llena de poder —y sí, muy dolorosa— la obligó a examinar a los hombres de su pasado, prácticamente una fila de hombres que no estaban disponibles emocionalmente. Advirtió que este patrón se había iniciado con sus padres y luego había pasado a su ex marido y a la mayor parte de los hombres con quienes salía. "Hasta que mi amiga me lo dijo, ignoraba por completo que este era un patrón con el que llevaba cuarenta y cinco años", dice Joan. "Me siento eternamente bendecida por su comprensión y por la sabiduría que he encontrado de que puedo —y lo estoy haciendo— romper con patrones destructivos que han arruinado mi vida durante años".

La amiga de Joan fue una VFA —una Verdadera Fuente de Ayuda— alguien que…

- Te pone nuevamente en control y te muestra tus opciones cuando estás en medio de un cambio.

- Te hace las preguntas indicadas y no te dice qué debes hacer.

- Te ofrece opiniones, información e inspiración pero, en última instancia, te aclara que eres tú quien decide.

- Te ayuda a salir del estancamiento y te brinda una nueva perspectiva mientras, a la vez, te ofrece un espacio seguro para explorar qué es lo que sucede realmente.

Una VFA es alguien a quien respetas, alguien que es sabio y que a menudo ha tenido experiencias con cambios similares y puede ayudarte a sobrellevar el tuyo.

Hay una vieja historia que me encanta y que muestra el poder de una verdadera fuente de ayuda. Una mujer hindú y su hijo viajaron miles de kilómetros para conocer a Mahatma Gandhi. Su hijo era adicto al azúcar y ella estaba preocupada por su salud. Puesto que Gandhi era el hombre que él más respetaba, la madre pensó, *Si él le dice que deje de comer azúcar, entonces mi hijo ciertamente lo hará.* Después de muchos días de viaje y horas de aguardar en fila, la mujer se acercó a Gandhi y le pidió ayuda. Gandhi miró al muchacho y luego le dijo a su madre que regresaran en unas pocas semanas. Ella se desalentó un poco, pero aceptó. Comenzó de nuevo el viaje y cuando llegó ante Gandhi por segunda vez lo único que él le dijo a su hijo fue, "Deja de comer azúcar", y el muchacho se curó. No obstante, la madre estaba un poco molesta y dijo, "Señor, con todo respeto, ¿por qué no pudo decirle eso un mes atrás cuando vinimos por primera vez?" Gandhi respondió, "Porque hace un mes, *yo* todavía comía azúcar".

> *Sólo en la medida en que nos exponemos una y otra vez a la aniquilación puede surgir en nosotros aquello que es indestructible. Allí reside la dignidad de la osadía.*
> —*Karlfried Dürckheim*

Ves, una VFA tiene integridad. Las verdaderas fuentes de ayuda actúan de acuerdo con lo que dicen, son honestas y a menudo han pasado por un cambio similar. Y si no pueden ayudarnos, nos lo dirán.

Cuando busques verdaderas fuentes de ayuda, acércate a personas con quienes te llevas bien. Si has perdido a alguien a quien amabas, busca personas que te agraden y en quienes confíes, y que hayan tenido una experiencia similar. Si tienes problemas de infertilidad, busca a otros que hayan tenido problemas análogos. Si tienes un hijo adolescente con problemas, busca a otros padres que hayan pasado por lo mismo. Pueden tener más perspectiva sobre qué los ayudó, y pueden compartir los errores que cometieron y lo que han aprendido. Tu intuición sabe quién puede ayudarte. Mira profundamente en tu interior y pregunta: *¿Quién puede ayudarme realmente con lo que estoy experimentando ahora? ¿Quién tiene una autoestima buena y sana? ¿Quién está feliz con su vida?* Utiliza tu poder de discernimiento para descubrir quién puede ayudarte mejor.

Extiende tu círculo social: ¡Los miembros de tu equipo no son siempre los que crees!

Ábrete a nuevas personas y recursos que llegan a tu vida. El cambio es un ciclo de muerte y renacimiento: desaparecen viejos acontecimientos y relaciones y aparecen otros. No dependas de lo que siempre ha estado ahí para ayudarte con lo que experimentas hoy. En ocasiones, una persona que acabas de conocer, que no sabe nada sobre ti, que te ve como eres hoy y no ayer, puede ser la respuesta. Con alguien nuevo, es posible que estemos más dispuestos a ser honestos y auténticos sobre quiénes somos y qué nos sucede, sin intentar desesperadamente preservar la imagen de quien fuimos alguna vez. Busca ayuda más allá de lo que ya conoces. La ayuda puede llegar de fuentes que nunca imaginaste.

Ashley recibió una gran ayuda de un equipo inesperado cuando experimentó una terrible tragedia. Tenía veinticinco años y faltaban pocas semanas para su boda cuando ella y su prometido fueron a la alcaldía a buscar su certificado de matrimonio. "Habíamos estado comprometidos cerca de diez meses. Fue la época más feliz de mi vida. Estaba dispuesta a casarme, tenía el vestido y el lugar donde se celebraría la boda. Todo estaba preparado. Incluso habíamos hecho reservaciones para la luna de miel", dice Ashley. Y luego todo cambió cuando, en el camino, su prometido sintió náuseas y mareos, y salió entre dos vagones del metro a tomar aire. Perdió el conocimiento, cayó en el hueco entre los dos vagones y murió instantáneamente en los rieles.

Lo único que realmente ayudó a Ashley durante los días y meses que siguieron al accidente fue conectarse con tres personas que habían pasado todas por una situación similar. "Aquellas tres personas fueron las que me permitieron superar la crisis. Las dos mujeres fueron especialmente inspiradoras porque una se había casado después y esperaba un bebé en aquel momento. Y pensé, *Mira a dónde la ha llevado la vida desde el accidente*. La otra había iniciado una nueva relación. Todavía me mantengo en contacto con ambas porque me mostraron realmente que tenía un futuro delante de mí, que era posible ser feliz otra vez".

La tercera persona del grupo de apoyo de Ashley —un hombre que había perdido a su prometida un par de meses antes debido a una enfermedad— enfrentó su duelo de una manera completamente diferente, pero fue igualmente útil para su sanación. "Siempre pensé, 'Debo levantarme, debo bañarme, debo vestirme'. Creía que si no lo hacía, quedaría estancada. Pero este hombre se deleitaba en su dolor. No se levantaba de la cama. Y sentí que podía darle algún consejo y esto me ayudó realmente", dice Ashley. Orientar a otra persona a sobrellevar un duelo terrible motivó a Ashley a superar su propio dolor y sufrimiento. "Sabía que tenía que resistir hasta el próximo día, y el día siguiente. Y luego hasta la semana siguiente. Y luego hasta terminar el primer mes".

En ocasiones la vida te pide que seas un ejemplo para otros. Puede ser alguien a quien conoces, que cuenta contigo por tu resistencia, fortaleza y el poder de tu músculo del cambio. Estas personas también están en tu equipo. Sin saberlo, te están pidiendo que seas una especie de héroe, y al hacerlo te ayudarán a superar tu cambio con más rapidez.

La enfermedad de la comparación

Cuando el cambio nos llama, tenemos también la tendencia a comparar nuestra situación con la de otras personas. *¿Por qué su vida es mucho mejor que la mía? ¿Por qué las cosas parecen ser más fáciles para ellos? Si estuviera en su lugar, las cosas serían mucho más sencillas. Si tuviese su dinero o su juventud, este cambio sería más fácil.* Comparamos todo: posición social, éxito en el mundo, amigos y amantes, hijos, hogares y suerte.

Muchas veces no buscamos ayuda porque estamos avergonzados, porque hemos estado ocupados comparando nuestros problemas con los de otra persona. Nos comparamos con otros que parecen tenerlo todo. O minimizamos nuestro problema frente a los problemas del mundo, y nos preguntamos, *¿Cómo puedo pedir ayuda para este problema insignificante cuando hay tanta gente que vive en la miseria, se muere de hambre o está enferma?*

A continuación les relataré una gran historia sobre comparaciones y quejas. Un día Dios estaba escuchando todas las comparaciones que hacía la gente con otras personas, y le pidió a cada persona que pusiera todos sus problemas en una bolsa transparente, en una habitación separada. Luego les pidió a todos que hicieran una fila y entraran, uno a uno, a esta habitación y eligieran una bolsa, cualquier bolsa. Dado que todas eran transparentes, todos podían ver por lo que pasaban los demás

—todos los cambios en su vida, las decisiones que debían tomar, sus quejas y sus luchas con otros. La primera persona miró todas las bolsas que tenía a su alrededor y, finalmente, decidió salir con la suya. La persona siguiente hizo lo mismo; se marchó con la bolsa que había dejado. Al final, todos habían elegido su propia bolsa. ¿Por qué? Porque estamos destinados a enfrentar nuestros propios problemas, cambios y crisis. Aun cuando no lo sintamos así en ese momento, no te han dado nada que no puedas enfrentar. De hecho, eres un experto en tus problemas.

Después de vivir en Los Ángeles como soltera durante más de doce años, Jenny estaba cansada de estar sola y se culpaba por no encontrar una pareja. Golpeada por la enfermedad de la comparación, se aisló de todos sus amigos casados e incluso de aquellos solteros. "Todos los días parecía que llegaban a esta ciudad más mujeres bellas, delgadas y perfectas —y yo parecía menos joven y menos esbelta cada día", dice Jenny. "Solía pasar la noche en casa mirando televisión o realizando algún trabajo mecánico para evitar las ineludibles comparaciones. Sin embargo, recientemente, comencé a llevar un brazalete que me recordaba sencillamente ser como soy. No puedo cambiar mi contexto, mi apariencia ni mi edad, y estoy aburrida de compararme. Advertí que no puedes controlar el amor. Cuando es tu momento, es tu momento. Exactamente un año después de tomar esta decisión, me comprometí con un hombre maravilloso".

La enfermedad de la comparación es una epidemia que todos sufrimos en diversos grados. Dedica un momento a recordar lo que tienes para ofrecer, tus talentos únicos, lo que te hace ser tú. Luego enfrenta este cambio con todo lo que tienes, no con lo que otra persona pueda tener o no.

Crea el ambiente más propicio para el cambio

La gente es esencial en momentos de cambio, pero también lo son los espacios en los que vives y trabajas, y las cosas con las que eliges rodearte. Cuando experimentes un cambio, rodéate de cosas que sean símbolos de consuelo o de poder, recuerdos positivos, para que si pierdes el camino, haya una brújula para ponerte de nuevo en tu ruta. Puede ser un oso de peluche, una baratija, una nota que alguien te escribió, una tarjeta, una vela, una fotografía de alguien o de algo, un diario, algunas notas inspiradoras pegadas en la pared o un talismán. No hay reglas ni limitaciones para las cosas que pueden darte fuerza.

Tengo muchos recordatorios que me ayudan en la vida, como la cita en la pantalla de mi computadora: "De esta situación sólo resultará algo bueno". También llevo algunos talismanes en mi bolso; algunos los elegí, otros fueron obsequios. Habitualmente tengo una vela encendida cuando estoy en casa. Para mí, una vela siempre ilumina cualquier situación: toda la oscuridad del mundo no puede apagar la luz de una sola vela. Hay también cosas específicas de las que me rodeo durante los momentos de un cambio intenso, música que me ayuda a sentir arraigada, una frase muy especial en mi celular, el diario que llevo escribiendo cinco años, fotos de amigos y de personas que amo, salvia e incienso que quemo para limpiar un espacio y atraer cosas nuevas, y un brazalete de la suerte (grabado con las palabras "Permanece fiel a quien eres").

No soy la única persona que usa símbolos y recordatorios para sobrellevar un cambio.

Joe tiene una pequeña estatua de Buda. "Me recuerda que

todo siempre está cambiando, que no debo aferrarme a nada como si fuese permanente, que debo acoger el cambio y sobrellevar la incomodidad", dice.

Andrew tiene una tarjeta laminada con afirmaciones que desea recordar continuamente como *Todo sucede por una razón y con un propósito que me favorece.*

Edward tiene una pequeña bolsa de fieltro con un par de talismanes que ha recogido en diferentes lugares del mundo, y un pedazo de cuerda que representa su capacidad de encontrar siempre su camino a través del cambio.

Christine tiene un pequeño crucifijo. "Jesús representa para mí el cambio máximo, al pasar de la cruz a la resurrección", dice.

Pete lleva fotografías de sus hijos. "Siempre pienso en cuánto han cambiado y continúan cambiando. Es un recordatorio inmediato de que el cambio puede ser algo bueno", dice.

¿Qué símbolo puede ayudarte en épocas de cambio? Para mí, siempre han sido también los sobres azules. Sí, los sobre azules. Cuando tenía doce años y estaba en un internado en Inglaterra, desesperadamente desdichada, sola, nada popular y viviendo en un baño que había sido transformado en dormitorio, mi madre, quien vivía a miles de kilómetros de distancia, me escribía cada tercer día. Enviaba sus notas en sobres azules de correo aéreo, y aquellas cartas y aquel tono de azul se convirtieron para mí en un símbolo que me ayudaba a sobrellevar momentos realmente difíciles. Eran mi salvavidas. Hoy en día, cuando pienso en aquellas cartas, incluso cuando me conecto con el color azul, siento la fortaleza que me dieron para continuar. Mi empresa utiliza ahora sobres azules.

Ha llegado el momento de rodearte de cosas que te ayuden a sentirte fuerte, centrado y lleno de poder.

Cambia tu entorno

También estás autorizado a cambiar tu entorno si no es el adecuado en el momento del cambio. Incluso si es sólo por un día,
o por medio día, un nuevo lugar te dará una perspectiva diferente. Utiliza los primeros 30 días del cambio para probar una
variación de tu rutina: toma las vacaciones que has necesitado
durante mucho tiempo por una o dos semanas, pasa un día en
la playa o pasa un tiempo lejos de tus padres o de tus hijos.
Puede ser tan sencillo como trabajar en un café si habitualmente
trabajas en casa o pasear por el parque cuando sales del trabajo
en lugar de apresurarte a llegar a casa.

El poder de un nuevo entorno

Conocí un adolescente que deseaba desesperadamente salir del
clóset. Cuando les dijo a sus padres que era homosexual, la vida
en casa se tornó extremadamente difícil para todos. Eventualmente, decidió que necesitaba su propio apartamento. En cuestión de meses, la relación con sus padres había mejorado
drásticamente, y el joven comenzó a vivir de acuerdo con su
nueva identidad.

En ocasiones, el lugar donde vivimos nos mantiene estancados. Cuando regresé a Bruselas para terminar los dos últimos
años de secundaria, las cosas en casa eran muy difíciles. Pasar de
la estructura y las reglas del internado al ambiente tenso del
hogar con mis padres no me ayudaba con mis estudios ni con-
tribuía a mi felicidad en general. Entonces hablé con mi padrino, quien tenía un pequeño apartamento vacío cerca de mi
casa y, eventualmente, me mudé allí. Tenía quince años y, aun
cuando me atemorizaba un poco vivir sola, fue sin dudas la me-

jor opción para mí. Mi relación con mi padre mejoró, mis califi-
caciones en la escuela se dispararon, y aprendí a ser
completamente independiente desde muy joven (además, mi
padrino se convirtió en un miembro confiable de mi equipo durante los dos años siguientes).

Nuestra vida está llena de cosas que pueden ayudarnos a sobrellevar un cambio; sólo necesitamos abrir los ojos y verlas. Y,
cuando las vemos, necesitamos tener la valentía de hacer los
cambios necesarios en nuestro entorno y en nuestro equipo, ya
sean grandes o pequeños. Pero ten cuidado: cuando buscas rodearte de personas y cosas que puedan ayudarte, tu víctima interior se dará a conocer. Es aquella parte de ti que quiere hacerte
creer que estás solo, que nadie puede ayudarte, que nadie te
comprenderá, que un cambio en tu entorno no es necesario.
Cuando apareció recientemente mi víctima interna, hice un gran
esfuerzo para decirle: *No, márchate. No te necesito. No creeré lo
que me estás diciendo.*

Ahora tengo el control.

Si te preguntas, *¿Cuál es la verdad?*, encontrarías que la verdad
es que siempre hay personas y cosas que pueden ayudar —en
cualquier situación que puedas imaginar.

Los primeros 30 días: qué debes recordar

1. Nunca estás solo. Siempre hay alguien que puede ayudarte.

2. El cambio es más sencillo y rápido cuando buscas a otras
   personas y te rodeas de un equipo fuerte y positivo.

3. Reorganiza tu entorno para que te respalde, y encuentra
   al menos un símbolo o un objeto que te llene de optimismo y te ayude a superar el cambio.

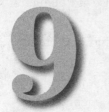

Sal del estancamiento

Acciones para superar cualquier cambio

Principio 9: Las personas que sobrellevan con éxito un cambio actúan. Tienen un plan y saben cómo cuidar de sí mismas.

Las acciones se dan de muchas maneras. Algunas son importantes y evidentes; otras son tan pequeñas que puedes pensar que son insignificantes. Pero cualquier acción buena que realizas es un paso de avance.

Durante los primeros treinta días de cualquier cambio, la voz interior que te dice *No sé qué hacer*, se escucha con más fuerza. Nos estancamos. Atemorizados de tomar una decisión incorrecta, no actuamos y nuestras emociones negativas —los demonios del cambio— nos dicen continuamente que no parece haber una manera fácil de comenzar.

Pero es durante este tiempo de cambio cuando más necesitamos actuar. La gente que avanza continuamente cuida de sí misma, tiene un plan y sabe qué quiere. Incluso un pequeño esfuerzo te ayuda a facilitar el cambio.

Varios años atrás enfrentaba el tipo de cambio que oramos para que no llegue a nuestra vida —la muerte de un amigo muy querido. Albert era el tipo de amigo que todos deberíamos tener la suerte de conocer. Un hombre extraordinario, incondicionalmente amoroso, siempre se mostraba bondadoso, siempre hacía reír a los demás, y siempre pensaba en los otros antes que en sí mismo. Nunca imaginé la vida sin él.

Cuando me llamaron para decirme que había muerto en un accidente de motocicleta en Tailandia, quedé atónita. Trabajaba en Nueva York por aquella época y sentí que el hecho de estar tan lejos hacía que la situación pareciera aun más irreal. Los días siguientes fueron horribles. No tenía con quién compartir mis sentimientos: ninguno de mis amigos de Nueva York conocía a Albert. Sola, lloré y recé, e intenté recordar algunos de los momentos de diversión que compartimos. Él se reía de todo y habría querido que yo riera

Un viaje de mil millas comienza con un paso.
—Lao-tzu

también en ese momento. Fui al gimnasio con frecuencia. Albert se había asignado la misión de perder peso, y decidí que una manera de honrar su memoria y su muerte sería ir yo misma al gimnasio. (No sabía en aquel momento que el ejercicio es una gracia salvadora para la gente que está experimentando un cambio). Eventualmente, se convirtió en un hábito. Asociaba ir al gimnasio y mantenerme en forma con nuestra amistad, como si estuviésemos compartiendo un deseo y una meta común. Más pronto de lo que podía imaginar, me sentí más liviana, podía respirar con mayor facilidad, no permanecí en casa sintiéndome desdichada.

Las acciones que realicé después de su fallecimiento eran aquellas que sabía que él habría querido que yo hiciera: lograr un estado físico fabuloso, iniciar mi empresa, reír por todo y recordar que él no estaba tan lejos de mí. Todavía hago las cosas que me ayudaron en aquel momento, así que Albert está siempre presente en mi vida actual.

La semilla de un nuevo comienzo

Sí, el cambio requiere esfuerzo y el cambio requiere tiempo. No hay atajos. Establecer una disciplina en tu vida —incluso para las pequeñas tareas— es un camino hacia la libertad porque te da el control. No eres una víctima de los caprichos del cambio; estás *conduciendo el bote*.

Durante cualquier transición, la gente dice siempre lo mismo: es esencial cuidar de ti mismo durante un cambio. Incluso si es en realidad lo más difícil de hacer, cuidar de ti mismo es una parte obligatoria de superar un cambio. Y cuando cuidas de ti,

> *La inacción genera duda y temor. La acción genera confianza y valor. Si quieres conquistar el temor, no permanezcas en casa pensando en él. Sal y mantente ocupado.*
> *—Dale Carnegie*

ves que tu bienestar es algo que realmente puedes controlar.

Comienza con la SEMILLA (*SEED*) fundamental del cambio, como la llamo: Duerme, Come, Haz ejercicio, Bebe (*Sleep, Eat, Exercise, Drink*) (¡agua, por supuesto!).

Puedes ver esto y pensar, *Oh, ya estoy haciendo todas estas cosas*. Pero apuesto a que no las estás haciendo con la debida frecuencia o que podrías hacerlas de una forma más sana. Durante un cambio, es fácil no dormir lo suficiente o bien permanecer en la cama demasiado tiempo. Es posible también que comas para evitar enfrentar los demonios del cambio o que dejes de comer porque te parece que ir a la tienda es un esfuerzo. Y puede parecerte que el ejercicio toma demasiado tiempo o es difícil. En lo que respecta a beber, es posible que te mantengas activo con bebidas gaseosas, café y alcohol cuando lo mejor sería que bebieras agua. Cualquiera sea el cambio —a tu hijo le diagnosticaron ADD, uno de tus padres tiene Alzheimer, o estás iniciando un nuevo negocio— sin el fundamento adecuado en tu vida, la SEMILLA del cambio, no podrás enfrentar adecuadamente el cambio.

Cómo actuar cuando te sientas estancado

Cuando surgen situaciones estresantes o abrumadoras, tenemos la tentación de enroscarnos como un ovillo y ocultarnos —incluso cuando se trata de cambios positivos. Pero cualquier movimiento que hagas te ayudará a disipar la tensión y la ansiedad que estás sintiendo, y te sacará de la oscuridad hacia una nueva fase de luz. No hay una solución perfecta para superar el cambio, pero actuar —incluso dar pasos de bebé— puede tener un poderoso efecto en tu vida. En la siguiente sección encontrarás algunos pasos que te ayudarán a avanzar en el cambio. Consérvalos en un lugar visible. Si los sigues, pueden tener un enorme impacto durante los primeros 30 días y los que les sigan.

1. Concéntrate en tu salud

El cambio requiere mucha energía. Así que recuerda reabastecer tu cuerpo o tendrás el tanque vacío. Incluso hacer algo tan básico como mantener una buena condición física marcará una diferencia enorme. Si te sientes sano, fuerte, en forma, atractivo y contento con tu cuerpo, tendrás una base sana de energía y autoestima. Pero, ¿qué hacemos? En lugar de recurrir a nuestra salud para sentirnos mejor, la abandonamos. De hecho, cuando experimentamos un cambio, este es con frecuencia uno de los aspectos que abandonamos primero; nos sumimos en un letargo y nos comportamos de manera irresponsable frente a nuestro estado físico y a nuestra dieta.

Dale un respiro a tu cuerpo, ya que está de tu lado y quiere que te recuperes. Aumenta el ejercicio físico y dedica tiempo a ser bueno contigo mismo con masajes, caminatas, comida sana, y vitaminas. Invierte tus prioridades: la próxima vez que experimentes un gran cambio, pon el ejercicio y hacer cosas buenas por tu salud y tu cuerpo en primer lugar, delante de todo lo demás.

Recuerda, no puedes permanecer estancado emocionalmente cuando estás usando tu cuerpo. Cuando hacemos ejercicio sentimos emociones diferentes, emociones que te hacen sentir mejor y propician la confianza. También liberamos energía física y mental a través del cuerpo cuando nos movemos. El yoga, caminar y andar en bicicleta son todas formas maravillosas de liberar esta energía e impedir que nos sintamos pesados, fatigados y lentos.

El movimiento es esencial durante las transiciones porque impide el estancamiento. Cuando pasamos por un cambio, es preciso que nos movamos físicamente porque hay mucha energía girando dentro de nosotros —emocional, física y psíquica. Cuando permanecemos inmóviles o estancados, esta energía no circula. Así, cuando te escuches decir, "No sé qué hacer", comienza a moverte. Haz ejercicio, limpia la casa, haz las compras del mercado —levántate y dirígete a algún lugar. ¡Esa es siempre la respuesta correcta!

La ex esposa de un amigo mío tenía cuarenta y dos años cuando comenzó a andar en bicicleta, correr y nadar. Comenzó a hacer ejercicio durante la separación de su esposo y, un año más tarde, había concluido el divorcio y competía en triatlones. Tres años después, tiene promotores y es la mejor deportista en la categoría para gente de su edad. Como dice ella, perdió un esposo pero ganó un sueño, un cuerpo fabuloso y toneladas de autoestima. Puedes comenzar a cuidar de tu salud a cualquier edad, y es un factor de suma importancia para ayudar a sobrellevar un cambio.

2. Recurre a lo conocido

A menudo suponemos que, porque se da un gran cambio, *todo* ha cambiado. Pero muchísimas cosas siguen siendo iguales; nuestra rutina normal todavía existe. Hacer las pequeñas cosas mundanas ayuda a tranquilizarnos. Quizás siempre caminas en las tardes, vas a cierta cafetería los sábados, o vas a misa los domingos. Dar pequeños pasos en una dirección conocida desarrollará tu nivel de autoestima y pondrá a funcionar de nuevo tu músculo del cambio. La acción, así sea insignificante, genera una sensación de resultado y de movimiento. Encontrarás una pequeña sensación de victoria y de terminación en todo acto.

> *Sin acción, no hay cambio. Con acción limitada, cambios limitados. Con mucha acción, se da el cambio.*
> —*Catherine Pulsifer*

3. Ocúpate de las cosas pequeñas

Deshacerte del desorden genera confianza durante el cambio porque te da control sobre tu vida. Es fundamental seguir siendo organizado y no permitir que se apilen pequeñas cosas. Puede ser cualquier cosa, desde reorganizar los muebles hasta pagar las cuentas. Pronto sentirás que recuperas el poder de la opción en lugar de dejar que la incertidumbre del futuro gobierne tu vida.

Soluciona las cosas pequeñas primero y, eventualmente, llegarás a asuntos más importantes. Todos queremos ver el otro lado del cambio inmediatamente: si hemos perdido nuestro empleo, esperamos una oportunidad profesional fantástica en la que ganaremos muchísimo dinero; si hemos terminado una relación, estamos buscando una nueva relación perfecta; si hemos experimentado la muerte de un ser querido, estamos buscando una manera de sobrellevarla sin dolor. Pero primero debemos ocuparnos de aquellas pequeñas cosas que están en nuestra lista de pendientes, aquellas que continuamente posponemos —donar la ropa vieja a una institución de caridad, pagar las cuentas, llenar un álbum de fotografías, actualizar nuestra hoja de vida. Es posible que la vida esté aguardando para darnos nuestra próxima gran oportunidad, pero es necesario solucionar antes los pequeños detalles.

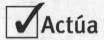Actúa

Escribe los aspectos de tu vida que sientes que están fuera de control, donde las cosas se acumulan y deben hacerse —trabajo, finanzas, hogar, salud, amigos, familia y aficiones. No es necesario que te ocupes de todos estos aspectos y de las tareas correspondientes ahora mismo. Sólo sácalos de tu mente y ponlos en un papel; esta acción te hará sentir más liviano, menos abrumado y más libre.

Ahora mira tu lista. ¿Cuáles son las cosas esenciales? Sé práctico. ¿Qué acciones debes realizar más pronto? ¿Qué debes hacer de inmediato y qué puede esperar? ¿Quién puede ayudarte?

Cuando llega el cambio, el tiempo parece desaparecer. Estamos tan ocupados que no tenemos un segundo para centrarnos en "todas las otras cosas." Por esta razón, es de la mayor importancia controlarlas. Para mí eran cosas como organizar el desorden, contestar llamadas, borrar correos electrónicos y actualizar mi libreta de direcciones —en realidad, cosas insignificantes, pero cosas que me dan la sensación de tener mi vida bajo control. Cuando nos ocupamos de las cosas sin importancia, las cosas importantes no parecen tan difíciles de abordar. Cuando desarrollamos nuestro músculo del cambio primero con cosas pequeñas, esto aumenta tu autoestima y puedes gradualmente abordar más cosas.

Divide las cosas que debes hacer en partes y etapas. No establezcas plazos irreales ni asumas demasiadas responsabilidades. Tómalo con calma. Hoy haz una cosa pequeña o, si puedes, dos.

4. Toma una decisión

Durante los primeros treinta días del cambio, confrontas el caos, la falta de claridad y un exceso de opciones. Es en este momento cuando puedes sentirte obligado a tomar decisiones para poder continuar con tu vida. Esto desencadena el círculo de la duda, y te preguntas, "¿Y si no tomo la decisión correcta?" Esto es completamente natural. Pero primero debes aceptar que no hay una decisión perfecta, una clara demarcación entre correcto e incorrecto. A menudo debes usar tu intuición para saber qué es más adecuado.

Divide la decisión en partes. Por ejemplo, recientemente hablaba con un amigo que estaba contemplando un cambio de carrera. Se estancó en la pregunta, *¿Qué haré el resto de mi vida?* Lo alenté a ver esta decisión profesional en términos de un espacio de tiempo más pequeño. Podía, por ejemplo, preguntarse, "¿Qué quiero hacer durante el par de años siguientes?" Las carreras cambian, los empleos cambian; quizás un elemento o una persona aún no ha llegado a tu vida, y esto podrá tener un impacto sobre tu próximo cambio profesional dentro de unos pocos años. Es inútil hacer este tipo de decisiones que lo abarcan todo. Con frecuencia, esta es la razón por la cual son tan pesadas y difíciles de tomar —porque nos estamos formulando la pregunta incorrecta y tratando de tomar la decisión equivocada, o porque sencillamente aún no es el momento de tomar la decisión y nos obligamos a dar una respuesta.

Es normal sentir una sensación de duda respecto a una decisión, positiva o difícil. Incluso si sientes un poco de temor respecto a tu decisión, tu cuerpo y tus emociones encontrarán la manera de ayudarte, lo cual facilitará muchísimo el proceso. Por ejemplo, si crees que quieres mudarte a otra ciudad, toma la decisión de hacerlo —incluso si todavía estás un poco inseguro— y ábrete a lo que aparece para ayudarte a realizarlo. Si quieres tener una relación amorosa íntima, toma la decisión de que esto sucederá, y luego alinea tu concentración, pensamientos y creencias con esta visión. Concéntrate en lo que quieres, no en lo que no quieres.

Recuerda que el espacio y el tiempo que anteceden a una decisión son, por lo general, mucho más difíciles que lo que sucede después de que se adopta. Anunciar la decisión a amigos y colegas te ayudará a permanecer en el camino correcto. Pregúntate, *¿A quién debo decírselo?* Y la decisión adquirirá dirección. Mantén esta decisión en el primer plano de tu mente —y de tu corazón— con notas, símbolos, imágenes o cualquier otra cosa que la coloque en el frente y en el centro de tu vida.

Mi amigo Brooks tiene una analogía a la que se refiere como *el cuchillo del carnicero vs. el cuchillo de la mantequilla.* Es algo así: cuando llega el cambio y debes tomar una decisión, ¿te enfrentarás a ella con el cuchillo del carnicero o con el cuchillo de la mantequilla? El metodo del *cuchillo de la mantequilla* consiste en tomar las cosas lentamente, probar el ambiente y asegurarte de no herir los sentimientos de nadie. Con este método, no enfrentamos el cambio de manera radical, clara o precisa. El método del *cuchillo del carnicero*, sin embargo, consiste en enfrentar directamente el cambio con claridad, poder y precisión. Pregúntate: *¿Qué cuchillo estoy utilizando ahora? ¿Estoy comprometido con cambiar algo o todavía lo mantengo a distancia?*

5. Lee y escribe

La mayoría parte de las personas que conozco puede citar uno de sus libros predilectos que los ha ayudado a sobrellevar un cambio. Habitualmente se trata de un libro que ha llegado a significar para ellos una victoria personal sobre un momento determinado de su vida. Puede ser una novela, un cuento, un libro de autoayuda, un diario o un texto religioso. Los libros ayudan a darnos valor, fuerza y perspectiva. Los libros que nos conmueven a menudo muestran personajes que superan la adversidad y la desesperación a pesar de sus circunstancias. Muestran diferentes caminos, soluciones y nuevas vías por recorrer. Acude a una librería y mira cualquier libro por el que te sientas atraído, en cualquier sección. Hay un gran libro aguardándote ahora mismo.

Escribir es también una herramienta maravillosa cuando te sientes solo. Se ha demostrado que escribir ayuda a sanar y a superar un cambio más rápidamente. Varias investigaciones han de mostrado que cuando escribes algo, la probabilidad de que consigas realizarlo es mucho más alta. Yo escribo todas las noches. Llevar un diario me ayuda a plasmar lo mejor de lo que me ha sucedido ese día y, cuando lo pongo en el papel, cierro el día. Las cosas no se prolongan hasta la mañana siguiente.

También adoro la libertad que me da escribir. Puedo expresar todo lo que estoy sintiendo sin temor de ser juzgada o criticada. Y la sola acción de sacarlo de mi mente crea más espacio para otras cosas. Cuando mis pensamientos están sobre el papel, es como si ya no fuesen míos. Mi mente ya no está ocupada con el problema al que me he aferrado, y ahora hay espacio para que se manifiesten las soluciones. A menudo surgen ideas y sugerencias de la página —cosas que no habría visto si no hubiera escrito mis pensa-

> *La acción es algo maravilloso para restablecer e incrementar la confianza en uno mismo. La inacción no es sólo el resultado, sino la causa del miedo. Quizás la acción que emprendas tiene éxito; quizás tendrán que seguirla una acción diferente o ajustes. Pero cualquier acción es mejor que no actuar.*
> *—Norman Vincent Peale*

mientos. Incluso cuando buscamos ayuda, pasar por un cambio puede ser un viaje muy privado. Puede resultar difícil relacionarnos con otros y articular nuestros sentimientos. Por esta razón, escribir puede ser una herramienta útil durante un cambio: es algo íntimo, anónimo y liberador. No necesitas explicarle nada a nadie, y nadie te dará una opinión. Este es tu espacio, para que escribas lo que necesites escribir. Un momento para el duelo, para soñar, para desahogarte y para concentrarte.

6. Haz algo por otra persona

Dedicar tiempo a dejar a un lado tu situación y centrarte en otra persona es una forma poderosa de ponerte de nuevo en contacto con quien eres y con lo que puedes dar. Cuando dejas de obsesionarte con tus propios asuntos y problemas y diriges más bien tu energía a ayudar a alguien más, encontrarás que tienes también la fuerza necesaria para sobrellevar tu propio cambio.

Conozco a una persona que recientemente se convirtió en madre soltera. Durante este tiempo, decidió ayudar a una mujer mayor que vivía al otro lado de la calle en su vecindario con la compra del mercado, las comidas y la organización en general. Aun cuando su propia vida necesitaba una reorganización importante ahora que su esposo la había abandonado y tenía muy poco tiempo libre, descubrió que la acción más tranquilizadora que podía realizar era ayudar a otra persona. Se sentía importante y necesaria. Si no iba, la anciana se vería en problemas. Se puso de nuevo en contacto con lo que realmente importa —ser bueno, amoroso y generoso.

No es necesario ayudar a un desconocido. Haz una lista de tus amigos y seres queridos, incluso de tus colegas, y pregúntate: *¿Qué puedo hacer por esta persona para ayudarla? ¿Qué nece-*

sita? Tu ayuda puede ser tan sencilla como enviar una tarjeta, hacer una llamada telefónica, enviar el recorte de un artículo interesante de una revista o, finalmente, disponer del tiempo necesario para compartir una cena.

Cuando su hermano se suicidó, Rachel encontró que ayudar a otros era el mejor método para superar su propio dolor. Durante el primer día después de la muerte de su hermano, el más difícil, cuidó de su familia de la manera más básica pero más esencial. "Recuerdo que el primer día después de su muerte, me concentré en alimentar a mi familia. No habían comido en todo el día y comencé a prepararles comida. Era lo único que podía hacer", dice. "Estar ahí para los demás siempre me ha ayudado a no atravesarme en mi propio camino".

Para superar un cambio, es esencial abandonar la ilusión de que eres la única persona que está sufriendo. Es el don de la perspectiva. Sí, tu empleo, tu salud o tus finanzas pueden estar cambiando, pero también tienes la responsabilidad de salir al mundo por tus amigos, tu familia y tu comunidad. Sé más grande que tu cambio. Otra persona te necesita.

Me fascina la siguiente parábola china acerca de la acción.

Si quieres felicidad durante una hora —toma una siesta.
Si quieres felicidad durante un día —vete de pesca.
Si quieres felicidad durante un mes —cásate.
Si quieres felicidad durante un año —hereda dinero.
Si quieres felicidad durante toda la vida —ayuda a otros.

7. Permanece en silencio

Cuando estamos meditando, planeando, visualizando, en duelo o soñando, podría parecer que no estamos haciendo nada pero, como sucede con una semilla que hemos plantado, muchas cosas están ocurriendo bajo la tierra. El concepto de meditación —o cualquier otra forma de estar en silencio y de mirar en nuestro interior— es una forma de acción, no de inacción. Estás haciendo algo realmente cuando te esfuerzas por acallar tu mente: estás llevando tu mente al gimnasio, entrenándola para que abandone los demonios del cambio y se torne serena y callada. Para mí, la meditación es una acción que trato de realizar todos los días. Puedes llegar a un lugar silencioso de muchas maneras. Puedes dar un paseo, comer agradablemente, sentarte a la luz de una vela o mirar a los niños jugar. Hay infinidad de maneras de acceder a la paz que está en nosotros.

Como lo mencioné en el capítulo 7, no hay una manera correcta o incorrecta de meditar; no se trata de cómo te sientas, qué te pones o qué cantas. La meditación es, sencillamente, la decisión de estar en silencio, de respirar profundamente, de permitir que tus pensamientos y emociones surjan naturalmente, permitir que todo sea como es, sin cambiar nada ni resistirse a nada. Permanecemos en silencio para observar lo que sucede dentro de nosotros, a diferencia de lo que ocurre fuera de nosotros —donde habitualmente pasamos todo nuestro tiempo. La meditación trae consigo claridad, respuestas y paz interior. Advertimos que estamos sanos, completos e ilesos a pesar del cambio. Es una manera de recuperar nuestra fuerza interior. La meditación puede durar cinco minutos o cincuenta y cinco. El acto es lo que cuenta, no su duración o intensidad.

Si no estás seguro acerca de lo que debes hacer después, permanece en silencio y aguarda hasta cuando la decisión sea clara. Si una decisión te parece extremadamente difícil o te confunde, tómalo como un signo de que aún no está preparada; así como la masa en el horno aún no está cocida. Es importante sentirnos cómodos y familiarizarnos con el tiempo entre un cambio y la etapa siguiente de la vida. Todos estamos continuamente apresurándonos a regresar a un lugar que se siente seguro y cierto. El período intermedio puede ser una tortura para la mayoría de nosotros. Así que nos apresuramos, saltamos a las conclusiones, tomamos decisiones con base en una información limitada y, a menudo, tememos y desechamos nuestra intuición. Encontrar la capacidad de estar en paz con nosotros mismos requiere de una gran valentía.

8. Haz que regrese la alegría

Durante el cambio, asegúrate de tener actividades placenteras, aun cuando tu vida parezca muy oscura en ese momento. Elige formas de desahogarte en las que puedas aprender, ser creativo y hacer algo que nunca hayas hecho antes. O elige algo que te haga reír. ¿Qué es lo que siempre has deseado hacer? Puedes tomar una clase para catar vinos, cocinar, terapia de masaje, francés o escritura creativa. Puedes aprender a bailar salsa, hacer voluntariado en un refugio o en la iglesia local, o convertirte en un activista comunitario. Cualquier cosa sirve. Lo que elijas hacer, asegúrate de que sea algo que hagas regularmente. Conocerás nuevas personas y esto aportará también cierta rutina a

> *La forma de comenzar es dejar de hablar y comenzar a actuar.*
> *—Walt Disney*

tu vida. Si la vida te está haciendo pasar por un cambio, toma un camino que nunca has recorrido y mira a dónde te lleva.

Catherine, quien se preocupaba por estar soltera, encontró una clase de baile que cambió su perspectiva. Dice que le dio poder y que la sacó de sus preocupaciones. Era algo que nunca antes hubiera soñado hacer. Pero al permitirse alguna diversión, Catherine se sintió también más capaz de enfrentar las cosas que no eran tan divertidas.

De estas sencillas acciones surge la sabiduría. Advertimos que, aun cuando es posible que las cosas estén cambiando, sigues siendo la misma persona. Piensa en esto por un momento: todo lo que eres en tu interior todavía está intacto. Todas las partes importantes han permanecido intactas con este cambio.

Aun cuando actuar es fundamental, no es la única respuesta para superar el cambio. De hecho, no hay una única respuesta. Tengo amigos obsesionados con la acción. No desean sentarse y observar sus pensamientos y sentimientos. Siempre están en movimiento. Si eres el tipo de persona que habitualmente actúa, dedica de diez a veinte minutos por día a meditar, llevar un diario o a descansar más. Por otra parte, si eres el tipo de persona que no está tan orientada a la acción, da un paseo, ve al gimnasio u ocúpate de las cosas pequeñas.

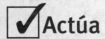

Actúa

Entra al probador

¿Qué puedes hacer ahora mismo para sentirte mejor? Puede ser algo que hayas hecho antes o algo nuevo que haces por primera vez. Si le dieran un micrófono a tu ser superior, ¿qué te diría que hicieras?

A continuación hay algunos ejemplos de lo que haría un optimista del cambio:

- Llama a alguien (a un amigo, un pastor, un colega, un terapeuta, un sanador) que pueda ayudarte a sobrellevar el cambio.

- Escribe tus pensamientos y emociones actuales en un papel o un diario. No tienen que ser inteligentes, divertidos y ni siquiera gramaticalmente correctos. Sólo deben ser honestos.
- Haz una lista de todas las cosas que debes organizar: limpiar alacenas, contestar llamadas, organizar tus finanzas, pedir una cita con el odontólogo, y así sucesivamente. Elige algunas para hacer cada semana, para no abrumarte con todas.
- Practica alguna forma de actividad física. Camina, corre, nada, haz yoga, inscríbete en una maratón, baila, anda en bicicleta, salta la soga, escala, practica el karate —¡cualquier cosa para ponerte en movimiento! (A través del movimiento, eventualmente habrá un momento de paso en el cambio, un momento en el que adviertes que has traspasado el umbral del cambio).
- Lee algunos libros que te inspiren; son gratuitos en la biblioteca.
- Enciende una vela y quema un poco de salvia para limpiar la energía vieja y negativa de tu alrededor.
- Haz algo por otra persona.

¿Qué acciones te ayudaron la última vez que pasaste por un cambio? ¿Qué necesitas ahora para superar el cambio? Escríbelo. Y continúa con lo que comenzaste.

Tu plan

Tener un plan es un componente clave para superar con éxito un cambio. Es necesario saber, en primer lugar y lo más importante, *por qué* necesitas cambiar, qué quieres cambiar, dónde quieres terminar y qué emociones estás cansado de tener. Todos estos son aspectos que contribuyen a trazar un curso de acción.

Un plan que funcione debe seguir los siguientes lineamientos:

Tiene un resultado claro. (Sabes qué quieres).

Es factible.

Tiene un cronograma realista.

Es inspirador y muestraa un futuro atractivo.

Estás optimista acerca de lograr los objetivos que plantea.

Tienes claridad acerca de por qué es importante que tengas éxito.

Implica hacer algunas cosas nuevas, aprender y crecer.

Tienes ayuda y apoyo de otras personas para lograrlo.

Está escrito en un lugar visible para que tu mente pueda concentrarse en él y mantenerte en el camino trazado.

Eres flexible al respecto y comprendes que las cosas no siempre se desarrollarán como crees que lo harán.

Sientes que es correcto.

Tienes una idea clara acerca de por qué es importante que lo consigas.

Un hombre a quien conocí, que había perdido a su esposa después de cuarenta y cinco años de matrimonio, tomó la valerosa decisión de buscar una nueva pareja. Había hecho el duelo por la pérdida de su esposa durante muchos meses, y pensó que había llegado el momento de conocer a otra persona. No tenía realmente un plan, así que lo invité a establecer una estrategia divertida que implicara cosas nuevas. En cuestión de días, George tenía un plan que lo ayudaría durante los seis meses siguientes. Se inscribiría en algunos sitios de Internet que arreglan citas (¡a los setenta y nueve años!), asistiría a algunas conferencias, e incluso iría al gimnasio. Estos eran los tres componentes principales de su plan, y lo hicieron sonreír de nuevo. Transcurrieron los meses siguientes y, después de cerca de cien reuniones para tomar café, un nuevo cuerpo esbelto, y un poco de inspiración, George conoció a una señora. Esta señora era perfecta para él en esta nueva etapa de su vida. En la actualidad viven felizmente juntos.

Ves, George sabía qué quería, tenía esperanzas y estaba dispuesto a seguir un plan orientado en esa dirección.

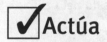

Actúa

Hagamos un plan

1. Establece qué es lo que quieres en la vida. ¿Cuáles son los cambios que siempre has querido hacer? ¿Qué cambios debes aceptar plenamente y enfrentar?

2. Escribe las razones por las cuales estos cambios son una "necesidad" o una prioridad. ¿Qué ganarás si los llevas a cabo?

3. Encuentra tres cosas que puedes hacer para ayudarte a avanzar en la dirección del cambio que deseas. Asegúrate de añadir algo que nunca hayas probado antes, y sigue los lineamientos descritos antes.

4. Haz una pared de cambio.

La pared de cambio

En tu casa u oficina —o en ambas— crea una pared de cambio. (Puede ser literalmente una pared, una pizarra de corcho, o cualquier otra superficie). Allí puedes pegar elementos visuales de lo que quieres o necesitas cambiar, y cómo quieres sentirte. Crea la pared con tu objetivo en mente.

Puedes escribir cosas osadas sobre ti mismo: *Tengo una salud maravillosa. Estoy cambiando la forma en que hablo con mis padres. Soy más paciente y bondadosa. Encuentro tiempo para hacer ejercicio al menos tres veces por semana. Estoy reconociendo tres cosas por las que estoy agradecido cada noche. Digo la verdad. Acepto mi nueva situación. Estoy administrando bien mis finanzas.* Puedes incluir también algunas de las herramientas para el cambio que has adquirido con la lectura de este libro. Puedes escribir una pregunta positiva como "¿Qué estoy aprendiendo de este cambio?" Recuerda la garantía del cambio. Copia el Manifiesto del Cambio que aparece en el capítulo 1.

También puedes recortar imágenes inspiradoras que simbolizan el cambio que quieres hacer y pegarlas en la pared. (O recorta palabras o frases con las que te conectas). Si tu objetivo es perder peso, puedes encontrar la fotografía de un hombre o mujer trotando; y si estás esperando salvar tu matrimonio y mantener unida a tu familia, es posible que encuentres una fotografía de una familia feliz, cenando juntos. Puedes también pegar fotografías de las personas de tu vida a quienes esperas incluir en el cambio —padres, hijos, amigos o colegas.

La pared del cambio ayuda a centrar la mente. La mente está buscando siempre hacer algo, así que dale algo que hacer. Asume los cambios que quieres ver en tu vida. Yo tengo una pared de cambio para cada aspecto de mi vida —incluyendo mi empresa, donde cada miembro del equipo le aporta algo con regularidad.

Una última cosa: celebra tus victorias, tus progresos, los pasos grandes y pequeños. Recompénsate, reconoce tu esfuerzo, reconoce lo que estás haciendo bien y concéntrate en lo que es maravilloso. Establece una rutina para hacerlo. Prográmalo.

Inspirar a otros

¿Por qué actuar? ¿Por qué tomarte la molestia? He aquí una buena razón: eres un ejemplo para los demás. Puedes ser un ejemplo acerca de cómo se debe enfrentar un divorcio, un diagnóstico o una deuda. La vida te da *siempre* la oportunidad de ser un modelo para quien está observando. Todos andamos en busca de buenas personas y buenos ejemplos, de gente que toma lo malo y lo convierte en algo bueno, que busca en lo profundo de sí misma y toma el camino correcto, que supera el cambio y sale fortalecida de él, que no sólo habla de hacer un cambio o de perseguir algo más grande, sino que en realidad actúa y lo hace realidad. Sé una de estas personas. Haz que este cambio cuente para alguien más que tú.

A medida que te esfuerzas por inspirar a otros, por superar el cambio con elegancia, encontrarás que hay momentos en los que debes ser un héroe. Tienes que hacer lo que haría un héroe, decir lo que diría un héroe, y creer en lo que creería un héroe. ¿No te sientes como un héroe? Pues bien, la mayoría de los héroes tampoco se sienten heroicos la mayor parte del tiempo. No obstante, nunca oímos hablar de un héroe que se esconda en algún lugar a esperar que las cosas se calmen. Ni de un héroe que desconozca el destino que tiene delante. Los héroes están donde está la acción. Salen a su encuentro e intervienen en ella —a pesar del miedo que dé o lo impredecible que sea la situación que enfrentan. Avanzan como un guerrero y nunca se paralizan; nunca tardan en asumir lo que les presenta la vida. ¿Aún no te sientes como un héroe? Actúa como si lo sintieras: imagina que sales victorioso, que eres un ejemplo inspirador de alguien que ha superado todas las probabilidades en su contra.

Todos nos identificamos con los héroes porque al menos algunos de sus valores heroicos residen en cada uno de nosotros. Nunca nos ocultaríamos o retrocederíamos si el cambio estuviese relacionado con alguien a quien amamos; estaríamos allí afuera luchando. En esta ocasión, no necesitas ser un héroe para otras personas; ahora es el momento de ser un héroe para ti mismo. Actúa hoy, y ¡permanece radicalmente optimista!

Los primeros 30 días: qué debes recordar

1. Actuar es parte de la base para superar un cambio. Comienza dando pequeños pasos para no sentirte abrumado.

2. Recuerda la SEMILLA del cambio (duerme, come, haz ejercicio, bebe). La salud siempre ayuda. Asegúrate de dormir bien, comer bien, hacer ejercicio, beber mucha agua y luego concéntrate en las otras cosas que debes hacer.

3. Hacer un plan es una valiosa herramienta para el cambio. Ten una idea clara acerca de por qué quieres cambiar, sé optimista, establece un cronograma realista y dale espacio a la vida para que ejerza su magia.

Los siguientes 30 días y los que vendrán después

Optimismo radical, posibilidades y nuevas orientaciones

Nuestro peor error es subestimarnos. Y subestimar la vida. Ha llegado el momento de darles a ambos una oportunidad. Elimina toda limitación a quien eres y a lo que debiera ser la vida, y mira qué sucede.

Cada uno de nosotros ya domina algunos de los principios del cambio. Cuando revises los nueve principios, pregúntate cuáles no estás practicando, o cuáles tal vez sean nuevos para ti.

Recientemente, sentí que mis ideas sobre el cambio se ponían realmente a prueba cuando le daba los toques finales a este libro. Estaba preparada para trabajar con una editorial que, a último momento, decidió cambiar sus lineamientos editoriales y no publicar una serie de libros, incluyendo el mío: la compañía vacilaba en trabajar con cualquier autor que se apartara de sus creencias religiosas. Justo treinta días antes del momento en que el libro debía pasar a impresión, el universo me había lanzado un grave cambio. ¡Supongo que quería que leyera mi propio libro!

Bien, ciertamente tuve sentimientos de sorpresa, molestia e incluso enojo. Sentí que no tenía suerte, estaba decepcionada y había perdido el control porque no podía hacer nada al respecto. Eventualmente, me dirigí a un lugar donde sabía que sería lo suficientemente fuerte como para superar este cambio, a pesar de la locura inicial de todo lo sucedido. Este no era el primer cambio impredecible que se me había presentado —y no sería el último— así que lo acepté por lo que era. Comprendí que no podía cambiar las circunstancias. Y no estaba dispuesta a cambiar el contenido del libro ni a comprometer mis ideas. Esta era la realidad ahora, así que no me resistí ni luché contra ella. Primero dediqué algún tiempo a conectarme con mis amigos de arriba. Estaba enojada con ellos porque me habían decepcionado, pero les pedí que me mostraran qué venía después, que me revelaran la mejor opción a la vuelta de la esquina. Y también pasé por todas las emociones que nos quitan el poder: temor, inculpación, duda, impaciencia —¡todas aparecieron por un tiempo!

> *No en sus metas, sino que en sus transiciones el hombre es grande.*
> *—Ralph Waldo Emerson*

Sin embargo, a través de toda esa experiencia, creía que debía haber algo bueno en ella para mí. Creía que la vida sabía más que yo, y que actuaba a mi favor. Estaba segura de que algo bueno resultaría eventualmente de este cambio —una editorial mejor, un momento mejor para la publicación del libro, un mejor libro— ahora que tenía más tiempo para incluir nuevos contenidos. Durante este cambio, presté mucha atención a lo que me decía a mí misma y a otros acerca de esta situación. Anoté las preguntas que me hacía y lo que imaginaba para el futuro, pero también me permití estar triste durante algún tiempo por el inesperado giro de los acontecimientos. Busqué a un amigo que trabajaba en una editorial, a mi guía de vida, a mi familia y, como un equipo confiable, todos me animaron y me recordaron que todo eventualmente resultaría. Finalmente, me obligué a correr todos los días, escribí en mi diario y fijé mi nuevo objetivo en notas adhesivas.

Me indicaron un nuevo editor —el editor adecuado— en menos de treinta días. Ahora veo, completa, clara y bellamente, por qué este libro necesitaba un hogar diferente. Las cosas salieron tan bien que incluso conseguí seguir siendo amiga del editor anterior. Pero, ¡qué travesía! Escribo un libro sobre el cambio, y sólo para sacudir un poco las cosas, ¡la vida me pide que cambie de editor a último momento! Es perfecto, realmente.

Ha llegado el momento de comenzar a ver el cambio de una forma diferente —durante los primeros 30 días y por el resto de tu vida. Vive el cambio a medida que se desarrolla; no trates de acelerar el proceso. Sé paciente y aguarda para ver qué te trae la vida. Recuerda, cada cambio tiene su propio ritmo, y cada persona tiene una historia de cambio y un músculo del cambio únicos.

La próxima vez que te encuentres tratando de superar apresuradamente un cambio, permanece inmóvil y deja que el proceso se desenvuelva y se desarrolle como debe hacerlo. Sé muy paciente contigo mismo cuando estés en una transición; no permitas que te invadan tus emociones, tus creencias y presuposiciones negativas. Encontrarás que la vacilación inicial, el "estancamiento" y la tristeza siguen su curso y que, un día, sencillamente desaparecen. No sabes cuándo sucederá —esto lo decide el universo— pero siempre sucede. ¿Recuerdas aquella vez que estabas tan increíblemente triste o preocupado? ¿Sabes exactamente cuándo terminó? En realidad, no. Entonces ten paciencia; este período se transformará. Recuerda que se revelrá algo, así que mantén los ojos abiertos.

No siempre puedes ver los pasos que has dado ya en la dirección correcta. Mientras sigas siendo paciente y permitas que el cambio se desenvuelva naturalmente, tu vida se reorganizará más rápido de lo que pensabas.

La vieja mentalidad versus la mentalidad optimista

Una nueva mentalidad de cambio te dará una visión más clara de lo que es (y no es) en realidad el cambio, pero siempre habrán partes de todo cambio que son imposibles de comprender plenamente. Cuanto más entrenes tu mente para que se acostumbre al misterio de todo, más fáciles serán para ti los cambios presentes y futuros.

La próxima vez que te encuentres en una época de cambio o de transición, estarás familiarizado con las emociones y los sentimientos que pueden surgir.

- Puedes sentir incomodidad y dolor.

- Puedes resistirte.

- Puedes experimentar los demonios del cambio: inculpación, duda, temor, vergüenza, culpa e impaciencia.

- Puedes hacerte preguntas que te quitan poder como, *¿Por qué yo? ¿Por qué soy tan idiota?*

La promesa de cambiar

Por favor prométete que

Sin importar en quién o en qué te conviertas

Sin importar qué tan impredecible sea la vida

Sin importar el crecimiento que experimentes

Sin importar la soledad, el dolor y la tristeza que surjan

Sin importar el temor, los interrogantes, la falta de confianza

Sin importar las dudas, la resistencia y la impaciencia

Sin importar las sorpresas, la alegría y el dolor

Toma siempre el cambio de la mano y acógelo

Pues

El cambio te dará fuerza

El cambio te dará fe

El cambio te dará nuevas posibilidades, nuevas personas, nuevos caminos

El cambio aumentará tu autoestima

El cambio te dará lo que estabas buscando en última instancia

Cambia siempre

En el cambio despertarás

En el cambio adquirirás sabiduría

Y en el cambio finalmente estarás asociado con la vida

Ariane

- Puedes tener creencias negativas que parecen ser muy reales.

- Puedes describir las cosas usando un lenguaje negativo.

- Puedes culparte.

- Puedes comparar tu situación con la de otros.

- Puedes ocultarte y sentirte solo.

- Puedes sentirte estancado.

- Es posible que no sepas necesariamente dónde comenzar o qué decisión tomar.

A medida que atraviesas más y más cambios, comenzarás a darte cuenta de estas cosas intuitivamente, y podrás comenzar a verlas desde fuera, así podrás estar más consciente y alerta. Entonces, podrás tomar decisiones inteligentes. Sabrás lo siguiente:

Eres mucho más fuerte y resistente de lo que jamás imaginaste.

Puedes aceptar el cambio y moverte con la corriente del río y no contra ella.

Sea lo que sea, se está dando un cambio más grande del que ves.

Hay una parte de ti que permanece serena cuando todo cambia a tu alrededor.

Puedes reconocer los demonios del cambio como amigos conocidos, y sabes cómo superarlos con emociones positivas.

Algo bueno resultará eventualmente de cualquier cambio.

Tus creencias pueden facilitar enormemente el cambio.

Hay personas dispuestas a ayudarte si se lo pides.

Hay grupos de personas que están pasando por el mismo cambio que tú, o ya han pasado por él (si lo deseas, puedes unirte a ellas en first30days.com).

Rodearte de personas que tienen la misma mentalidad y filosofía de la vida sobre el cambio te ayuda.

Hacer duelo puede ayudarte.

El lenguaje, las palabras que usas y las preguntas que te haces pueden facilitar el cambio.

Sabes que hay ciertas acciones, como hacer ejercicio físico, escribir, meditar y hacer algo por los demás, que pueden ayudarte realmente en momentos de cambio.

Sabes que tendrás que esforzarte, elevar tus estándares y comenzar a cambiar partes de tu vida que ya no te están ayudando.

Sabes que, a pesar de lo que pueda estar sucediendo, todo eventualmente estará bien.

Sabes que la vida está de tu lado y que tienes que permanecer abierto a ver el lado positivo de toda situación.

Estás preparado para enfrentar los siguientes 30 días y los que vendrán después con fuerza, sabiduría, valor y esperanza.

Tienes un conjunto de herramientas para asumir cualquier cambio y para superarlo con elegancia. Y cuando necesites que te recuerden tu nueva mentalidad, consulta el siguiente credo de optimismo:

> ***Cree firmemente que esta es una situación transitoria.***
> ***—Christopher Reeve***

Quiero terminar —y, de alguna manera, comenzar— este viaje contigo, compartiendo un relato español que me encanta, "La parábola del trapecio". Un gran amigo mío me lo envió cuando estaba profundamente sumida en un cambio y enfrentaba muchos temores y dudas. Su magia siempre ha permanecido conmigo, y su autor, ya fallecido, Danaan Parry, era ciertamente uno de nosotros —un optimista del cambio. La parábola fue tomada del libro de Parry, *Warriors of the Heart*.

En ocasiones siento que mi vida es una serie de trapecios. Me encuentro balanceándome en un trapecio o, durante unos instantes, me lanzo al espacio que separa los trapecios.

La mayor parte del tiempo, paso la vida aferrado a la barra del trapecio del momento. Me balanceo a cierta velocidad y tengo la sensación de que controlo mi vida. Conozco las preguntas correctas e incluso algunas de las respuestas.

Pero, en ocasiones, cuando me estoy balanceando feliz, o no tan felizmente, miro hacia adelante y ¿qué veo en la distancia? Veo otro trapecio que se acerca a mí. Está vacío y sé, en mi interior, que este trapecio lleva mi nombre. Es mi paso siguiente, mi crecimiento, la vida que me busca. Desde el fondo de mi corazón sé que, para crecer, debo

La mentalidad de los primeros 30 días

El credo de un optimista del cambio

Principio 1: Tengo creencias positivas —sobre el cambio, sobre la vida y sobre mí mismo.

Principio 2: Sé que el cambio siempre traerá algo bueno a mi vida.

Principio 3: Sé que soy resistente, fuerte y capaz de superar cualquier cosa.

Principio 4: Sé que mis emociones, incluyendo las negativas, están ahí como una guía, y que puedo reemplazarlas por emociones más positivas.

Principio 5: Sé que cuanto más rápido acepte o elija el cambio, menos doloroso y difícil será.

Principio 6: Uso preguntas y palabras que me dan poder, tengo pensamientos positivos, permito que todo y cualquier sentimiento surja y lo acojo.

Principio 7: Sé que estoy conectado con algo más grande —mi alma, mi espíritu, mi ser superior.

Principio 8: Me rodeo de personas que pueden ayudarme y que tienen una mentalidad optimista, y creo un ambiente que respalde el cambio.

Principio 9: Actúo. Tengo un plan y cuido de mí mismo.

dejar el viejo trapecio que conozco tan bien y asirme al nuevo.

Cada vez que esto me sucede, espero (no, ruego) no

tener que dejar el viejo trapecio completamente antes de tomar el nuevo. Pero en mi interior, sé que debo abandonar el viejo trapecio por completo y, por un momento, cruzar el espacio antes de poder asirme al nuevo.

Siempre me siento muy atemorizado. No importa que en mis vuelos anteriores entre trapecios siempre haya tenido éxito. Siempre temo caer, aplastarme contra las rocas que no puedo ver en el abismo sin fondo que hay abajo. Pero lo hago de todas maneras. Quizás esta sea la esencia de lo que los místicos llaman la experiencia de fe. No hay ninguna garantía, no hay una malla de seguridad ni una póliza de seguros, pero lo haces de todas maneras, porque continuar aferrado al viejo trapecio ya no es una opción. Así, durante una eternidad que puede durar un microsegundo o miles de vidas, me elevo sobre el oscuro vacío del "pasado que ha transcurrido y el futuro aún por venir". Esto se llama "transición". He llegado a creer que el verdadero cambio sólo ocurre en estas transiciones. Quiero decir un cambio real, no el pseudocambio que sólo dura hasta cuando se oprimen de nuevo los viejos botones.

También he llegado a darme cuenta de que, en nuestra cultura, esta zona de transición es considerada una "nada", un espacio vacío entre dos lugares. Desde luego, el viejo trapecio era real y espero que el nuevo que se acerca a mí también lo sea. Pero, ¿qué hay del vacío entre ambos? ¿Es sencillamente un espacio vacío que debe ser cruzado tan rápida e inconscientemente como sea posible? ¡¡NO!! Esto sería perder una gran oportunidad. En ocasiones, sospecho que la zona de transición es lo único real, y que los trapecios son ilusiones que creamos para evitar el vacío en el que se da el verdadero cambio, el verdadero crecimiento. Sea esto verdad o no, lo cierto es que las zonas de transición en nuestra vida son increíblemente ricas. Deben ser honradas, incluso saboreadas. Sí, a pesar de todo el dolor, el temor y la sensación de no tener el control que puede acompañar (aunque no necesariamente) las transiciones, éstos siguen siendo los momentos más vívidos, llenos de crecimiento, apasionados y expansivos de la vida.

Nuestro viaje continúa

Dios no te exige que tengas éxito. Sólo que lo intentes.
—Madre Teresa

Nuestro viaje juntos no termina aquí. Por favor, visítanos en la Red, www.first30days.com. Allí encontrarás una comunidad de personas que están introduciendo cambios en sus vidas y que acogen todo tipo de transiciones y las están superando. Encontrarás expertos, entrevistas y relatos inspiradores acerca de cómo están enfrentando el cambio estas personas. Encontrarás 30 días de consejos por correo electrónico sobre muchísimos cambios de vida. Queremos ayudarte de maneras muy específicas —bien sea con la pérdida de un ser querido, un cambio profesional, un diagnóstico de salud, o a encontrar el valor de perseguir un sueño. Cualquiera que sea el cambio que estés atravesando o enfrentando, por favor, visítanos.

Ven y comparte tu historia con nosotros o haz una pregunta. Estamos aquí para ayudarte en tu viaje a través del cambio las veinticuatro horas al día, los siete días de la semana.

Y, como lo dijo Oprah en su reciente artículo sobre first30days.com, "Un viaje de mil millas puede comenzar con un solo paso, ¡o con un doble clic!"

Con amor y respeto,

Ariane

Agradecimientos

Este libro es la obra de muchas personas que me han apoyado, alentado y ofrecido consejos y sugerencias; me han ayudado, me han hecho reír, han creído en mí y se han comprometido a garantizar que este libro y esta idea cobren vida. Así, con mucha emoción, quiero agradecer enormemente:

Al equipo del libro: Marisa Belger, mi socia editorial; David Black, mi agente; Lisa Sharkey, quien vio el potencial de esta idea como libro; Cynthia DiTiberio, mi editora; Suzanne Wickham, mi publicista, y todas las otras personas de HarperOne que dedicaron su tiempo y amor a este manuscrito.

A las maravillosas personas que creyeron en la idea de Los primeros 30 días en una etapa importante de su desarrollo: mamá, papá, mis hermanos Steve y Alex, Dick Parsons, Mamie Healey, Alexis du Roy, Scott English, David Dunham y Pam Hendrickson.

A todo mi equipo de Los primeros 30 días: Joe, Steve, Sarita, Tony, Andy, Bill, Dave, Michelle, Elizabeth, Kristin, Victoria, Arnulf, Ashley, Caren, Larry, Kellie y Andrew.

Y a mis inversionistas, asesores y socios: ustedes continúan construyendo una empresa fantástica que ayuda a cambiar la vida de la gente.

A los amigos que han estado ahí para mí: Doris, Monty, Brooks, Joe, Aisling, Charlotte, Tina, Randy, Rhea, Daryl, David, Garth, Patrick, Angi, Franca, Matt, Paul, Simon, Tony, Victoria, Christine, Rob, Colin, Estelle, Giada, Jessica, Jill, Michael, Catherine, Hillary, Rosario, Jen, Philip, Stanton, Gary, todos mis amigos entrenadores de Robbins, y otras muchas personas que no podría citar aquí.

A todas las personas que he entrevistado y que han compartido conmigo sus cambios, aquellos que me permitieron formularles numerosas preguntas y que me ayudaron a obtener claridad sobre los principios de este libro.

A mis profesores y a las almas sabias que se han cruzado por mi camino: Wayne Dyer, Desiree Marin, Dominique De Backer, Carmen Grenier, Dr. Tim, Tony Robbins, David Morehouse, Maddalena Gualtieri, Marianne Williamson, Dr. Robert Arrese, Deepak Chopra y los autores de los cientos de libros que he leído: cada uno de ustedes ha agregado algo importante a mi vida y, por lo tanto, a este libro.

Y, finalmente, a Dios y a todos mis "amigos de arriba". Gracias por la orientación, inspiración y por estar conmigo en todo momento.

Les estoy profundamente agradecida.

Gracias. Gracias. Gracias.

Lecturas recomendadas

Quisiera compartir con ustedes algunos de los libros que he disfrutado mientras exploraba el tema del cambio. Algunos han sido citados en este libro.

Bridges, William. *The Way of Transition*. Perseus Publishing, 2001.

Chodron, Pema. *When Things Fall Apart; Heart Advise for Difficult Times*. Shambhala, 2000.

Chopra, Deepak. *Seven Spiritual Laws of Success*. New World Library, 1994.

Dooley, Mike. *Notes from the Universe*. Totally Unique Thoughts, 2003.

Dyer, Wayne. *Change Your Thoughts, Change Your Life: Living the Wisdom of the Tao*. Hay House, 2007.

Hawkings, David R. *Power vs. Force: The Hidden Determination of Human Behavior*. Hay House, 2002.

Hay, Louise. *You Can Heal Your Life*. Hay House, 1999.

Hicks, Jerry & Esther. *Ask & It Is Given*. Hay House, 2004.

Katie, Byron. *Loving What Is: Four Questions That Can Change Your Life*. Harmony Books, 2002.

Mitchell, Stephen. *Tao Te Ching. A New English Version*. Harper Perennial Modern Classics, 2006.

Myss, Caroline. *Sacred Contracts: Awakening Your Divine Potential*. Harmony Books, 2003.

Peale, Norman Vincent. *The Power of Positive Thinking*. Fireside/Simon & Schuster, 2003.

Ruiz, Don Miguel. *The Four Agreements*. Amber-Allen Publishers, 1997.

Senge, Peter. *Presence: An Exploration of Profound Change in People, Organizations, and Society*. SoL Publishing, 2005.

Siegel, Bernie. *Love, Medicine and Miracles*. Harper & Row, 1986.

Tolle, Eckhart. *The Power of Now*. New World Library, 2004.

Walsh, Neale Donald. *Conversations with God*. Putnam's Sons, 1995.

Williamson, Marianne. *The Gift of Change*. Harper San Francisco, 2006.

Zander, Benjamin. *The Art of Possibility*. Harvard Business School Press, 2000.

La mentalidad de los primeros 30 días

El credo de un optimista del cambio

Principio 1: Tengo creencias positivas —sobre el cambio, sobre la vida y sobre mí mismo.

Principio 2: Sé que el cambio siempre traerá algo bueno a mi vida.

Principio 3: Sé que soy resistente, fuerte y capaz de superar cualquier cosa.

Principio 4: Sé que mis emociones, incluyendo las negativas, están ahí como una guía, y que puedo reemplazarlas por emociones más positivas.

Principio 5: Sé que cuanto más rápido acepte o elija el cambio, menos doloroso y difícil será.

Principio 6: Uso preguntas y palabras que me dan poder, tengo pensamientos positivos, permito que todo y cualquier sentimiento surja y lo acojo.

Principio 7: Sé que estoy conectado con algo más grande —mi alma, mi espíritu, mi ser superior.

Principio 8: Me rodeo de personas que pueden ayudarme y que tienen una mentalidad optimista, y creo un ambiente que respalde el cambio.

Principio 9: Actúo. Tengo un plan y cuido de mí mismo.